SCORPIO

DR. DR. MED. THOMAS BECK

BIO-IDENTISCHE HORMONE

BESSER LEBEN MIT
DER RIMKUS®-METHODE

SCORPIO

Dieses Buch enthält Links zu externen Webseiten Dritter, auf deren Inhalte der Scorpio Verlag keinen Einfluss hat. Deshalb können wir für diese fremden Inhalte auch keine Haftung übernehmen. Für die Inhalte der verlinkten Seiten ist stets der jeweilige Anbieter oder Betreiber der Seiten verantwortlich. Die verlinkten Seiten wurden zum Zeitpunkt der Verlinkung auf mögliche Rechtsverstöße überprüft, rechtswidrige Inhalte waren nicht erkennbar. Bei Bekanntwerden von Rechtsverletzungen werden wir derartige Links umgehend entfernen.

Wichtiger Hinweis:
Die Informationen und Ratschläge in diesem Buch wurden mit größter Sorgfalt von Autor und Verlag erarbeitet und geprüft. Alle Leserinnen und Leser sind jedoch aufgefordert, selbst zu entscheiden, ob und inwieweit sie die Anregungen in diesem Buch umsetzen wollen. Eine Haftung des Autors bzw. des Verlags für Personen-, Sach- oder Vermögensschäden ist ausgeschlossen.

FSC www.fsc.org MIX Papier | Fördert gute Waldnutzung FSC® C083411

Der Umwelt zuliebe
- produzieren wir zu über 90 % in Deutschland
- achten wir auf kurze Transportwege
- drucken wir auf Papier aus nachhaltiger Waldwirtschaft und anderen kontrollierten Quellen

4. Auflage 2025

Umschlaggestaltung: Favoritbuero, München
Lektorat: Ulrike Frühwald
Redaktion: Désirée Schoen
Abbildungen: Danai Afrati
Layout und Satz: BuchHaus Robert Gigler, München
Gesetzt aus der Minion Pro und der Oswald
Druck und Bindung: CPI, Leck
ISBN 978-3-95803-276-7

Ansprechpartner für Produktsicherheit
Europa Verlage GmbH
Monika Roleff
Johannisplatz 15, 81667 München
Tel.: +49 (0)89 18 94 733-0
E-Mail: info@europa-verlag.com
www.scorpio-verlag.de

INHALT

DIE STILLE REVOLUTION

Revolutionen laufen selten still und unbemerkt in der Weltgeschichte ab. Es wird lauthals auf Barrikaden gekämpft, Feuer gelegt, geprügelt und sogar scharf geschossen. Nicht selten muss erst Blut fließen, bevor dann endlich eine Veränderung einer gegenwärtigen unliebsamen Situation, wie zum Beispiel ein Regierungswechsel, erzwungen werden kann. Dennoch gibt es sie auch – die stille Revolution. Sie fängt klein an und verbreitet sich unaufhaltsam von Ort zu Ort, von Stadt zu Stadt, von Land zu Land und schließlich um den ganzen Erdball, ohne von vornherein als große Bewegung erkennbar zu werden.

»Meine« stille Revolution hatte ihren Start in den frühen Neunzigerjahren. Damals hatte ich zunächst in meiner Frauenarztpraxis eine Alternative zu der bis dahin gängigen und hochgelobten Hormonersatztherapie (HRT) zur Behandlung von Wechseljahresbeschwerden entwickelt. Der Grund dafür war, dass ich erlebte, dass sich die gängige Therapie traurigerweise bei meinen Patientinnen als relativ unwirksam erwies. In meinem zytologischen Labor konnte ich zudem eindeutig nachweisen, dass die verabreichten Hormone keinerlei Wirkung auf die Regeneration des Zellbildes der Frauen hatte.

Das brachte mich auf die Idee, dass ich genau mit denselben Hormonen, deren Mangel ich bei meinen Patientinnen nachweisen konnte, diese vielleicht auch therapieren konnte.

Gleichzeitig wurde mir klar, dass auch bei mir die Lebensjahre nicht ohne Veränderungen geblieben waren: Ich beobachtete an mir die gleichen Symptome, die ich aus den Schilderungen meiner Patientinnen kannte, wenn sie in die Wechseljahre kamen – und musste erkennen, dass für uns Männer ein solches Therapiekonzept, wie ich es gerade für Frauen entwickelt hatte, bislang nicht existierte. Die logische Konsequenz war, dass ich, schon allein um mich selbst an den Haaren aus dem Sumpf meiner eigenen Beschwerden zu ziehen, ein ebenso erfolgreiches Therapiekonzept für Männer entwickeln musste.

Damit betrat ich absolutes Neuland, erlebte aber schnell bei mir persönlich genau dieselben wunderbaren Erfolge, über die auch meine Patientinnen berichteten und über die ich mich als Frauenarzt natürlich sehr freute.

Zu meiner Überraschung wurden meine Entdeckungen von der Ärzteschaft nicht mit großer Freude aufgenommen – schließlich war es mir gelungen, ein schwieriges therapeutisches Problem zu lösen –, sondern im Gegenteil: Der Wind blies mir ordentlich ins Gesicht, und ich erfuhr Widerstand und sogar persönliche Angriffe. Ohne die Unterstützung meiner Frau und die großartigen therapeutischen Erfolge bei meinen Patientinnen – wer weiß, ob ich durchgehalten hätte. Aber das Schicksal geht manchmal seine eigenen Wege, und so trat eines Tages ein ärztlicher Kollege aus München, Dr. Dr. med. Thomas Beck, an mich heran und erkundigte sich nach meiner Methode. Wenig später konnte er in seiner Praxis die Möglichkeiten der Methode Rimkus auch an seinen Patienten beobachten.

Daraufhin schlug mir Thomas Beck vor, dass wir, ähnlich einer Akademie, interessierte Ärztinnen und Ärzte in die Grundzüge der Endokrinologie und in die Prinzipien meiner Methode einführen und ausbilden. Zunächst stand ich dieser Idee zurückhaltend gegenüber, hatte ich doch mehrfach die heftigen Widerstände der etablierten Fachkollegen in Universität und Praxis am eigenen Leib erfahren müssen. Doch nach und nach gelang es Thomas Beck, mich zu überzeugen, systematisch mit der Ausbildung von interessierten Ärzten und Heilpraktikern zu starten. Er gründete mit mir zusammen unter dem Dach der Arbeitsgemeinschaft Biologische Medizin das sogenannte Hormon-Netzwerk (www.hormon-netzwerk.de).

Seine Idee war es auch, zum Schutz meines geistigen Eigentums beim Patentamt in München einen Markenschutz für die Methode und für die von mir entwickelten Hormonkapseln zu erlangen. Und so wurden aus der Methode Rimkus die RIMKUS®-Methode und aus den Hormonkapseln die RIMKUS®-Kapseln.

Voll positiver Energie übernahm Thomas Beck unter meiner Mithilfe ab dem Jahr 2011 die neue Aufgabe, Kollegen in der RIMKUS®-Methode auszubilden. Die Rechnung ging auf, und wir erleben bis zum heutigen Tag eine unglaubliche Zunahme des Interesses an unseren Seminaren. Unsere Teilnehmer kommen nicht nur aus Deutschland, sondern auch in großer Zahl aus Österreich, der Schweiz, den Niederlanden und dem übrigen europäischen Ausland.

Wie schön für mich, mitzuerleben, dass sich mein Lebenswerk unaufhaltsam ausbreitet. Wir führen auf der Webseite unseres Netzwerks inzwischen weit über 500 zertifizierte Praxen, an die Hilfesuchende sich wenden können.

Das alles ist auf Initiative meines Freundes und Kollegen Thomas Beck in kurzer Zeit erreicht worden, wofür ich ihm hier, im Rahmen seines neuesten Buches, meinen herzlichsten Dank aussprechen möchte. Ich wünsche auch diesem Buch eine weite Verbreitung und eine begeisterte Leserschaft und freue mich, dass wir damit die RIMKUS®-Methode, also die Behandlung mit bio-identischen Hormonen, weiter voranbringen können.

Dr. med. Volker Rimkus

TEIL I

KURZ-KOMPENDIUM: Die Behandlung mit natürlichen human-identischen Hormonen nach RIMKUS®

ZUM UMGANG MIT DIESEM BUCH

Schön, dass Sie sich für die Behandlung mit Sexualhormonen nach RIMKUS® interessieren. Meiner Erfahrung nach ist das die beste Therapie, die Sie bei Hormonmangelzuständen machen können. Die RIMKUS®-Therapie ist eine natürliche und individuelle Hormonbehandlung, die sich von der sonst üblichen schulmedizinischen Hormonersatztherapie (HET) wesentlich unterscheidet. Die Methode wurde von dem Frauenarzt Dr. med. Volker Rimkus ursprünglich zur Behandlung von Wechseljahresbeschwerden bei Frauen entwickelt. Inzwischen gibt es eine Vielzahl von Beschwerden und Erkrankungen, bei denen diese Therapie eingesetzt werden kann.

In meinem ersten Buch, das im Südwest-Verlag erschienen ist, habe ich die Grundlagen und Hintergründe der RIMKUS®-Therapie beschrieben. Dieses Buch, welches nun vor Ihnen liegt, hat den Schwerpunkt »Praxis«. Es geht also darum, Ihnen einen Praxisleitfaden an die Hand zu geben und die häufigsten Fragen rund um die RIMKUS®-Therapie zu beantworten. Das Buch gliedert sich in einen kurzen Theorieteil und einen praxisbezogenen Frageteil und fasst alles zusammen, was Sie wissen müssen, um sich für oder auch gegen eine Therapie nach der RIMKUS®-Methode zu entscheiden. Und wenn Sie mit den bio-identischen Hormonen vielleicht schon angefangen und Ihre eigenen Erfahrungen gesammelt haben, dann finden Sie in diesem Buch Antworten auf Fragen, die im Lauf der Hormontherapie immer wieder mal auftauchen können.

Falls Sie tiefer einsteigen möchten, empfehle ich Ihnen die Bücher von Dr. Rimkus oder von mir, die Sie unter der Überschrift »Zum Nachlesen und Vertiefen« im Anhang finden. Und natürlich die Informationen auf unserer Internetseite www.hormon-netzwerk.de.

Übrigens, wenn in diesem Buch von »wir« und »uns« die Rede ist, dann meine ich in der Regel die Erfahrungen, die »wir«, also ich als Arzt und meine Mitarbeiterinnen in der Praxis, gemacht haben. Gelegentlich steht das »wir« aber auch für Ärzte des Hormon-Netzwerks oder für die medizinische Wissenschaft allgemein. Die genaue Bedeutung ergibt sich jeweils aus dem Zusammenhang.

Wichtiger Hinweis in eigener Sache

Manche Aussage in diesem Buch steht scheinbar oder tatsächlich in Widerspruch zu dem, was Sie vielleicht über Hormone wissen oder was Ihr Arzt/Ihre Ärztin sagt oder was in Fachzeitschriften geschrieben wird. Natürlich kennen wir die aktuelle wissenschaftliche Diskussion, aber je intensiver wir uns mit den human-identischen Hormonen beschäftigen, desto mehr zeigen sich manche Dinge in einem anderen Licht oder in einem anderen Zusammenhang. Immerhin haben wir es mit human-identischen Hormonen zu tun und nicht mit synthetisch abgewandelten Hormonderivaten (dazu später mehr). Daraus ergeben sich andere (unterschiedliche) zentrale Schlussfolgerungen und Konsequenzen bis hinein in die Wirkungen und Nebenwirkungen.

Das ist der entscheidende Grund, weshalb hier teilweise andere Positionen vertreten werden als in manchen Fachgesellschaften und bei Kollegen in der Gynäkologie/Endokrinologie oder Urologie/Andrologie. Wenn diese Ärzte sich aber tiefer mit human-identischen Hormonen und ihren Wirkungen beschäftigen, lösen sich scheinbare Widersprüche meist auf.

Bitte werfen Sie es deshalb Ihrem Arzt/Ihrer Ärztin nicht vor, wenn er oder sie wenig (oder nichts) von human-identischen Hormonen weiß. Die vorherrschende Lehrmeinung ist stark von der Pharmaindustrie geprägt. Gerade engagierte Ärzte besuchen häufig ärztliche Fortbildungen oder lesen Fachjournale, die beide in erheblichem Umfang von der Pharmaindustrie finanziert und beeinflusst werden, und deshalb argumentieren gerade diese Ärzte – oft ohne es zu merken (!) – besonders stark in deren Sinne.

Es ist wohl nicht damit zu rechnen, dass »von oben« – also von den Lehrstühlen und den Universitäten oder Fachgesellschaften – ein Umdenken stattfindet. Sondern Sie als Patientin oder Patient machen Ihre Erfahrung mit den human-identischen Hormonen – zusammen mit vielen anderen. Immer mehr Menschen wird allmählich bewusst, dass die bisherigen Behandlungen mit synthetisch modifizierten Hormonen nicht länger vertretbar sind. Das gilt sowohl für die Wirkung von synthetisch modifizierten Hormonen als auch für deren Risiken. Der Wunsch nach Änderung in der Hormontherapie wird von Patientenseite zunehmend stärker, und allmählich beginnt auch die Wissenschaft, sich mit diesem Thema zu befassen. Darüber freuen wir uns sehr.

Möge dieses Buch einen Beitrag zur Verbreitung der Therapie mit human-identischen Hormonen leisten und Ihnen helfen, Ihren ganz individuellen Weg mit den Hormonen zu finden.

Und noch ein Hinweis: Zur besseren Lesbarkeit wurden zumeist nur die männlichen Bezeichnungen wie Arzt/Patient etc. verwendet.

DR. MED. VOLKER RIMKUS UND DIE RIMKUS®-THERAPIE

Dr. med. Volker Rimkus, geboren am 2. Oktober 1939 in Ostpreußen, ist der Begründer und weltweite Erstbeschreiber der Behandlung mit unveränderten human-identischen Hormonen (Therapie mit bio-identischen Hormonen). Nach vielen Jahren als wissenschaftlicher Assistent und Oberarzt in der gynäkologischen Abteilung der Universitätsfrauenklinik in Kiel ließ sich Dr. Rimkus 1975 als Frauenarzt in Altenholz bei Kiel nieder, wo er bis 2004 praktizierte. Seine Frau, Dr. med. Barbara Rimkus, arbeitete in der Praxis mit und unterstützte ihn in der Hormonsprechstunde.

Da die bis dato übliche Hormonersatztherapie (HET) mit synthetisch modifizierten Hormonderivaten bei seinen Patientinnen nur wenige günstige Wirkungen zeigte, aber sehr viele unerwünschte Wirkungen und Nebenwirklungen mit sich brachte, begann Dr. Rimkus Ende der Achtzigerjahre nach einem Weg zu suchen, seine Patienten und Patientinnen mit chemisch unveränderten Hormonen zu behandeln. Ende der Neunzigerjahre wurden die Medien, vor allem aber das Fernsehen, auf Dr. Rimkus aufmerksam. Und im November 2002 berichtete er auf dem Menopausen-Kongress in Heidelberg erstmals ärztlichen Fachkreisen von seinen Forschungen und seinen Entdeckungen.

Vorher waren fast alle seine an Fachzeitschriften geschickten Manuskripte und alle seine Vorschläge für Kongressbeiträge abgelehnt worden.

Kennzeichnend für die Therapie nach RIMKUS® ist zum einen die Behandlung mit reinen, unveränderten Hormonen und zum anderen die individuelle Dosierung dieser Hormone. Ein wichtiger Unterschied zu den gängigen Konzepten war und ist die Definition oder Festlegung von Zielbereichen, die idealerweise bei der Substitution der Steroidhormone (z. B. Östradiol und Progesteron) anzustreben sind (siehe Tabelle auf S. 38). In vielen Büchern, Vorträgen und Seminaren gab und gibt Dr. Rimkus sein Wissen weiter.

2010 wurde ich auf Dr. Rimkus aufmerksam. Nach ersten überraschenden Erfolgen mit seiner Methode trat ich mit ihm in einen intensiven kollegialen Austausch. 2011 gelang es, zum Schutz der Methode die Markenrechte beim Europäischen Patent- und Markenamt einzutragen, und wir gründeten zusammen das Hormon-Netzwerk der Arbeitsgemeinschaft für Biologische Medizin e. V. als Plattform für Erfahrungsaustausch und Fortbildung. Mittlerweile haben wir persönlich über 500 Ärzte in Intensivseminaren ausgebildet, was Hunderttausende behandelte Patientinnen und Patienten bedeutet.

Die Behandlung mit bio-identischen Hormonen hat sich mittlerweile über die ganze Welt verbreitet, und wir behandeln Patienten aus Finnland, Frankreich, Spanien, England, Österreich, der Schweiz, Polen, Russland, der Türkei, Ecuador, Argentinien, Venezuela, Uruguay, China und den USA … Teilweise haben wir für die genannten Länder auch RIMKUS®-Ärzte ausgebildet.

HORMONE UND HORMONTHERAPIE

Was sind Hormone und wie wirken sie?

Hormone (von griech. *hormonos* »Beweger«, »Antreiber«) sind Botenstoffe, die in allerkleinsten Konzentrationen enorme Wirkungen haben können. Sie sind gewissermaßen die »Bremsen« und »Gaspedale«, mit denen einzelne Zellen und Gewebe in ihrer Aktivität gebremst oder angetrieben werden, und sie sind spezifisch für bestimmte Organe und damit auch spezifisch für bestimmte Leistungen/Wirkungen.

Gebildet werden Hormone in den **Hormondrüsen**, z. B. in den Eierstöcken, den Hoden oder in der Schilddrüse. Ihre Wirkung entfalten sie in ihrem jeweiligen **Zielorgan**, zu dem sie über die Blut- und Lymphbahn transportiert werden. Für die Sexualhormone stellen z. B. die Genitalien das Haupt-Zielorgan dar. Jedes Zielorgan besitzt **Hormonrezeptoren** (Schloss), die so beschaffen sind, dass sie in ihre Rezeptortasche jeweils nur ein ganz **bestimmtes Hormon** (Schlüssel) aufnehmen können. So soll dieser Rezeptor nur von diesem spezifischen Hormon stimuliert und gebremst werden. Diese Wirkungsweise wird als **Schlüssel-Schloss-Prinzip** bezeichnet.

Fast alle Organe besitzen aber nicht nur eine Art von Hormonrezeptor, sondern viele verschiedene, in ganz unterschiedlicher Anzahl: Je mehr Rezeptoren von einer Art vorhanden sind, desto intensiver erfolgt die Reaktion auf das jeweilige Hormon. Die Intensität der Reaktion wird über die Menge der Hormone gesteuert. So hat z. B. jeder Mensch unterschiedlich viele Östrogenrezeptoren in der Brust, ihre Anzahl ist genetisch festgelegt. Ein Kind, das in der Brust zwar viele Rezeptoren hat, aber noch kaum Hormone bildet, zeigt deshalb zunächst noch kein Brustwachstum. Sobald in der Pubertät aber viele Hormone gebildet werden, führt das allmählich zur Ausbildung der Brust. Da aber die Anzahl der Rezeptoren genetisch programmiert ist, kann bei einer erwachsenen Frau auch durch eine übermäßige Hormongabe keine gewollte echte Brustvergrößerung (Brustgewebsvermehrung) erreicht werden.

Die vorhandenen Brustzellen können jedoch vorübergehend »anschwellen«, das kennen viele Frauen vom völlig natürlichen »Brustspannen« um ihren Eisprung herum. Das gilt auch umgekehrt: Eine Reduzierung der Hormone führt nicht zu einer Reduzierung des Brustgewebes und damit auch nicht zu einer Verkleinerung der Brust, sondern die vorhandenen Zellen geben nach: Erschlaffung der Brust.

Human-identische Hormone

Unter »human-identischen« oder »bio-identischen« Hormonen versteht man Hormone, die in ihrer **Molekülstruktur** mit den humanen (lat. *humanus* »menschlich«) biologischen Hormonen vollkommen **identisch** sind. Diese Definition ist wichtig, weil es sehr viele ähnliche Hormone gibt und man vorher genau klären muss, wovon man spricht. Oft wird das vergessen oder die Begriffe werden vermischt, und dann kommt es zu enormen Missverständnissen und falschen Schlussfolgerungen. Wir reden hier also von »**human-identischen**« **Hormonen**, nämlich von solchen Hormonen, die **genauso beschaffen sind** wie die Hormone, die wir Menschen selbst bilden.

Wenn wir jetzt jemandem Hormone geben wollen, dann können wir diese schlecht anderen Menschen entnehmen. Wir brauchen also eine Quelle, aus der wir die Hormone gewinnen können.

Im Jahr 1938 machte Professor Russell Marker eine bahnbrechende Entdeckung: Es gelang ihm, aus einer Pflanze (Yamswurzel) einen Extrakt zu gewinnen (Diosgenin), aus dem er Progesteron herstellte. Dieses so gewonnene Progesteron war in seiner Struktur vollkommen identisch mit dem menschlichen Progesteron. Das Ergebnis war also kein pflanzliches, sondern ein human-identisches Hormon, das aus einer Pflanze hergestellt wurde.

Warum kein pflanzliches Hormon? Weil:

a) zum einen das Hormon erst (aus einer Pflanze) hergestellt werden musste. Das Hormon war also nicht schon in der Pflanze enthalten. Genauso wenig wie z. B. Milch im Gras »drin« ist, sondern erst (durch die Kuh) aus dem Gras hergestellt werden muss. Das Hormon muss also erst aus Diosgenin hergestellt werden und ist deswegen kein Pflanzenhormon, weil es nicht in der Pflanze enthalten ist;
b) und zum anderen, weil das so hergestellte Hormon eben »human-identisch« ist – und damit die Molekülstruktur von einem menschlichen Hormon hat.

Wenn man diesen Punkt auf die Spitze treiben will, dann kann man sagen, dass human-identische Hormone solche Hormone sind, die in ihrer Struktur zwar den im Menschen vorkommenden Hormonen vollkommen gleich – also »identisch« – sind, aber selber nicht im Menschen vorkommen, weil sie ja erst – außerhalb des Menschen – hergestellt werden müssen. Natürlicherweise gibt es »Menschen-eigene Hormone« = »humane Hormone«, weil diese ja in allen Menschen gebildet werden.

Jedes Lebewesen bildet seine eigenen (»physiologischen« = bio) Hormone.
Die Hormone von verschiedenen Tierarten unterscheiden sich untereinander, und auch die Hormone von verschiedenen Pflanzen unterscheiden sich.
Deshalb unterscheiden sich tierische und pflanzliche Hormone auch von den Hormonen des Menschen:
Sie haben einen anderen Aufbau als menschliche Hormone.
Pflanzenhormone (Phytohormone) sind also nicht human-identisch.
Tierische Hormone (wie z. B. konjugierte Estrogene aus Stutenurin) sind ebenfalls nicht human-identisch.

Problematisch wird das Ganze, wenn die Hormone anderer Gattungen (also von Tieren oder von Pflanzen) in die menschlichen Hormonrezeptoren hineinpassen und dort eine Hormonwirkung auslösen können, was tatsächlich oft der Fall ist. Dann gibt es also gewissermaßen einen gefälschten Schlüssel, der das Hormonschloss öffnet. Das kennen wir z. B. vom Hopfen, einer Pflanze, die Pflanzenöstrogene bildet. Und diese Hopfenöstrogene passen (leider) auch in den menschlichen Östrogenrezeptor und können deshalb bei Männern z. B. Brustwachstum verursachen: Das sehen wir bei manchen Biertrinkern.

Clevere Leute machen sich die Ähnlichkeit zunutze und empfehlen deshalb bei einem Hormonmangel, z. B. bestimmte Pflanzenhormone oder Hormone von Tieren (z. B. aus Pferdeurin wie

u. a. Presomen® u. Ä.) zu verwenden, was im ersten Moment prima zu funktionieren scheint. Aber über längere Zeit können sich unerwünschte Wirkungen und Nebenwirkungen zeigen – und leider auch sehr ernste Erkrankungen.

Es kommt also sehr darauf an, wirklich human-identische Hormone einzusetzen und nicht nur etwas Ähnliches. Weder tierische noch pflanzliche Hormone sind für den Menschen geeignet und schon gar nicht Hormone, die z. B. in Kunststoffen stecken oder von der Industrie absichtlich abgewandelt wurden (mehr zu diesem Thema in den nächsten Kapiteln).

Um das Buch leichter lesbar zu machen, folgen wir dem allgemeinen Trend und unterscheiden nicht zwischen human-identischen Hormonen (was die richtige Bezeichnung wäre, siehe oben) und bio-identischen Hormonen (was etwas ungenau ist, weil man eigentlich immer dazusagen müsste: identisch zur menschlichen Biologie). Aber nachdem wir Menschen behandeln wollen (und nicht Pflanzen oder Tiere), können wir zur Vereinfachung von bio-identischen Hormonen sprechen.

In der Regel versteht man also unter »bio-identischen Hormonen« dasselbe wie unter »human-identischen Hormonen«.
Die Begriffe bio-identisch und human-identisch werden synonym gebraucht und sind austauschbar – auch wenn das vom Begriff her nicht ganz genau stimmt.

Fremdhormone (Xenohormone)

Wie wir gesehen haben, werden Hormone wirksam, indem sie sich wie ein Schlüssel in das jeweilige Schloss (Hormonrezeptor) einlegen. Der Rezeptor wird damit aktiviert und löst am Zellkern die jeweilige Hormonwirkung aus: Ziel erreicht. Der Haken daran: Es gibt wie bereits erwähnt eine unüberschaubare Zahl an **hormonähnlichen** Stoffen, die ebenfalls in den Rezeptor passen und so Hormonwirkungen auslösen können. Diese fremden Stoffe sind aber **keine Originalhormone** und **nicht physiologisch** (natürlich) für das jeweilige Lebewesen. Sie werden daher Xenohormone (Fremdhormone) genannt.

Anfang der Zweitausenderjahre gab es einen großen Skandal, als man entdeckte, dass ein bestimmter Kunststoff (Bisphenol-A = BPA) von Babys aufgenommen wurde und Hormonwirkungen auslöste. Dieser Kunststoff war/ist häufig Bestandteil von Babyflaschen und Schnullern. Er wirkt als Hormon, obwohl er kein Hormon ist. 2008 wurde die Verwendung in Kanada verboten, in Deutschland bisher nicht.

Ähnliches gilt für Weichmacher in Kunststoffen (Phthalate) und bestimmte andere Mittel der chemischen Industrie.

Diese Fremdstoffe werden Xenohormone genannt, weil es fremde (griech. *xeno*) Stoffe sind, die eine hormonähnliche Wirkung haben.

Solche hormonähnlichen Effekte sind aber auch von Pflanzen bekannt. Beispielsweise wurde 1941 in Australien durch Klee eine schlimme Epidemie ausgelöst, welche die Schafe auf dem Kontinent drastisch dezimierte. Die Schafe fraßen sehr viel Klee, der eine hormonähnliche Struktur besitzt. Der Klee legte sich in die Hormonrezeptoren der Schafe ein, die damit für die normalen Hormone blockiert waren – was die Schafe unfruchtbar machte. Sie konnten sich nicht mehr vermehren und drohten auszusterben. Der gleiche Effekt wurde sowohl 1966 bei Rindern in Tasmanien beobachtet als auch für Luzerne und bei in Silos gelagerten Futtermitteln nachgewiesen.

Stoffe, die solche hormonstörenden Effekte auslösen können, nennt man endokrine Disruptoren (»Unterbrecher«, lat. *disrum-*

pere »abbrechen«, »zerstören«), weil sie das Endokrinum (die hormonelle Steuerung) unterbrechen bzw. stören.

Zurzeit wird uns in vielen Veröffentlichungen erzählt, dass Rotklee mit seinen Phytohormonen eine gute Alternative in der Hormontherapie ist – ob das wohl stimmt?

Synthetisch modifizierte Hormonderivate

Bevor wir uns näher mit den einzelnen Hormonen beschäftigen, müssen wir verstehen, was bei den **Veränderungen** durch die Pharmaindustrie mit den Hormonen geschieht. Dabei gibt es grundsätzlich unterschiedliche Wege, solche Veränderungen herbeizuführen:

a) Zum einen kann man am ursprünglich originalen, also unveränderten Hormon gezielt Änderungen vornehmen und erhält damit **synthetisch modifizierte Hormonderivate (Hormonabkömmlinge).**
Damit sind diese Hormone **nicht mehr** human-identisch. Sie sind den menschlichen Hormonen nicht mehr gleich, sondern »modifiziert«, also verändert.

b) Zum anderen kann man tierische (z. B. vom Pferd stammende) Östrogene verwenden, die tatsächlich zwar »natürlich« sind – allerdings nur für Pferde. Diese Hormone werden für eine bessere Ausscheidung durch die Stute *konjugiert* (mit wasserlöslichen Molekülen umlagert), und deshalb nennt man sie **konjugierte equine Hormone (CEE).**
Das sind also auch keine Hormone, die identisch sind mit den menschlichen Hormonen.

c) Drittens ist die Pharmaindustrie auf die Idee gekommen, solche konjugierte Östrogene auch vollsynthetisch herzustellen, damit sind das dann **konjugierte (synthetische) Östrogene (CE).**
Auch diese Hormone sind also nicht human-identisch.

d) Wird Progesteron verändert, wird es **Progestin** oder **Pro-Gestogen** (oder auch **Pro-Gestagen**) genannt (das sind dann also veränderte Progesteron-ähnliche Hormonderivate). Nur das unveränderte Originalhormon heißt »Progesteron«.
   Auch diese Abwandlungen sind also keine human-identischen Hormone mehr, sondern synthetisch modifizierte Hormonderivate.

Diese vielen unterschiedlichen Begriffe sind sehr verwirrend – und das macht sich die Pharmaindustrie zunutze, um Hormone zu verkaufen, die zwar »natürlich« sind, also etwas »Gutes« im Unterschied zu den »synthetischen Hormonen« zu sein scheinen. In Wirklichkeit sind auch diese hormonähnlichen Stoffe für den Menschen nicht physiologisch (natürlich) und damit unpassende Hormonderivate.

Nur human-identische Hormone haben genau denselben Aufbau und die identische Struktur wie die Hormone, die wir Menschen selber bilden:

- Phytohormone (Pflanzenhormone) haben einen anderen Aufbau.
- Von Tieren gewonnene Hormone haben einen anderen Aufbau.

Im Folgenden werden wir sehen, wie das bei diesen Hormonderivaten im Einzelnen genau aussieht.

Die Entwicklung synthetisch modifizierter Hormonderivate
Um bestimmte Eigenschaften von Hormonen zu beeinflussen, modifizierten die Forscher die hergestellten Hormone, sie führten also Änderungen an ihnen durch.

Die natürlichen (physiologischen) Originalhormone besitzen ganz bestimmte Eigenschaften. So hat das menschliche Original-Östrogen eine sehr kurze Halbwertszeit von etwa 45 Minuten. Damit stellt die Natur sicher, dass das im Körper vorhandene Östrogen nur kurz wirkt. Eine Frau in den fruchtbaren Jahren kann je nach Bedarf laufend neue Hormone nachbilden und somit ihren Hormonspiegel sehr genau steuern und bestens daran anpassen, was sie tatsächlich braucht.

Wenn die Östrogene aber genau der menschlichen Natur nachgebaut werden, also »human-identisch« sind, dann dauert es auch bei diesen nur 45 Minuten, bis die Hälfte abgebaut ist und die Wirkung entsprechend nachlässt. Das ist nun ein echtes Problem, weil diese originalgetreuen Hormone damit z. B. für eine Antibabypille nicht infrage kommen, denn die Wirkdauer mit 45 Minuten Halbwertszeit ist viel zu kurz.

Daher überlegten die Forscher in den Vierziger- und Fünfzigerjahren, wie sie die Östrogene ändern (modifizieren) konnten, um eine ausreichend lange Wirkdauer zu erreichen. Die Lösung war: Indem sie an das Originalhormon etwas anhängten (z. B. ein »Ethinyl«), verlängerte sich die Halbwertszeit, und es entstand ein »modifiziertes Hormon«, das Ethinyl-Östradiol (siehe die Abb. auf S. 28).

Damit handelt es sich dann also nicht mehr um das Originalhormon mit den Originalwirkungen, sondern um eine synthetisch (künstlich) hergestellte, modifizierte hormonähnliche Substanz, das Ethinyl-Östradiol.

Dieser »Hormonabkömmling« (Hormonderivat) ist gegenüber dem Original synthetisch modifiziert, das zeigt sich in einer veränderten Struktur und in einer veränderten Wirkdauer: Durch die Veränderung dauert es nun 45 Stunden (und nicht mehr 45 Minuten), bis die Hälfte der Hormonmenge abgebaut ist – damit war das Ziel der längeren Wirkungsdauer erreicht. Aber dieses Hormonderivat hat nun eine andere Struktur und damit andere – zum Teil äußerst unerwünschte – Wirkungen und Nebenwirkungen/Risiken.

Übrigens: Dieses Hormonderivat ist auch heute noch in der Antibabypille enthalten.

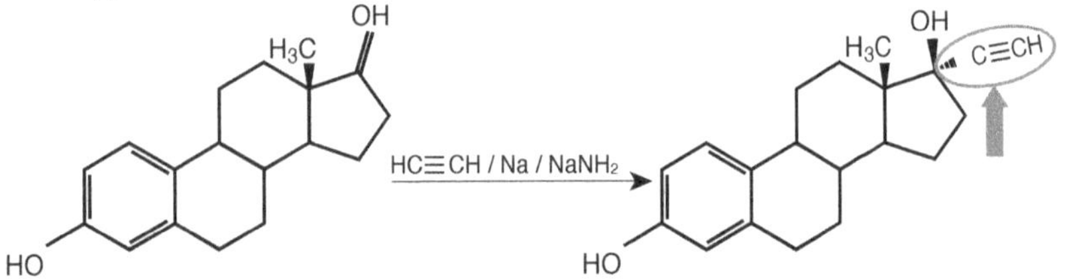

*Links das unveränderte Originalhormon **Östradiol**, rechts ein modifiziertes (verändertes) synthetisches Hormonderivat: **Ethinyl-Östradiol.** Der Pfeil und der Kreis rechts weisen auf die Veränderung.*

Konjugierte equine Östrogene (CEE)

Wenn Hormone (Östrogene) z. B. aus dem Urin von Tieren gewonnen werden, dann sind diese Hormone zwar für die jeweiligen Tiere »physiologisch«. Es sind also die Originalhormone für das jeweilige Tier – in unserem Beispiel Pferd bzw. Stute.

Um nicht mehr benötigte oder fehlerhafte Hormone auszuscheiden, werden sie von der Stute wasserlöslich gemacht, also »konjugiert«, und als Abfallstoffe in Form vieler unterschiedlicher Hormonbruchstücke über den Urin ausgeschieden.

Man nennt diese östrogenähnlichen (Abfall-)Stoffe im Stutenurin: **konjugierte (equine) Östrogene** (englisch: Conjugated (Equin) Estrogens – **CEE**).

Diese sind zwar natürlich im Stutenurin, haben aber eine andere Struktur als die menschlichen Östrogene.

Konjugierte (synthetische) Östrogene (CE)

Konjugierte Östrogene können mittlerweile auch rein synthetisch hergestellt werden (nicht aus Stutenurin) und heißen dann **konjugierte (synthetische) Östrogene.** Dabei wird der Begriff »synthetisch« auch gern weggelassen: **CE.**

Handelsübliche konjugierte Östrogene (CEE und CE): Presomen®, Climopax®, PreMarin®/Prempro®, Cenestin® (synthetisches konjugiertes Östrogen), Enjuvia®, Congest®, C.E.S.(R), Duavive/Duavee®, Premella®.

Änderungen am Progesteron

Wenn das unveränderte Originalhormon **Progesteron** synthetisch modifiziert wird, dann wird dieses neue Gebilde **Progestin** oder **Pro-Gestagen** oder **Pro-Gestogen** oder auch nur **Gestagen** genannt. Diese hormonähnlichen Substanzen sind »Progesteron-Abkömmlinge«, und damit haben wir es hier wieder nicht mit originalen unveränderten menschlichen Hormonen zu tun. Sehr oft werden diese Begriffe falsch verwendet und vermischt. Damit wird unklar, worum es sich in Wirklichkeit handelt. Das gilt leider auch für die wissenschaftliche Fachliteratur.

Veränderungen an der Molekülstruktur (wie bei den Progestinen) bedingen dabei eine Vielzahl von Änderungen in Wirkung und Nebenwirkung.

Das »gute Original« Die »schlechte Fälschung«

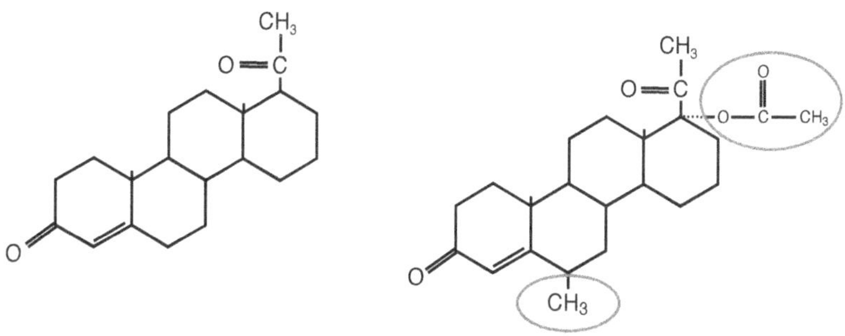

*Links das unveränderte Originalhormon **Progesteron**, rechts das modifizierte (veränderte) Hormonderivat **Progestin** (MPA). Die beiden Kreise rechts zeigen die Veränderungen.*

Wirkweisen und Nebenwirkungen von synthetisch modifizierten Hormonderivaten

Modifizierte Hormone können am Hormonrezeptor erwünschte, aber auch unbekannte und unerwünschte Wirkungen auslösen und sogar Schäden bis hin zu ernsthaften Erkrankungen verursachen. Oder, um auf das Bild des Schlüssel-Schloss-Prinzips zurückzukommen: Ein Hormonderivat ist vergleichbar mit einem nachgemachten Schlüssel (Dietrich), der zwar ins Schloss passt, aber mit einem Anhängsel versehen wurde. Dieser Dietrich kann das Schloss beschädigen, er kann sich aber auch »verklemmen«, sodass er sich gar nicht mehr aus dem Schloss ziehen lässt, oder es kann ein Stück abbrechen, das dann das Schloss oder auch andere Schlösser blockiert.

Alle diese (un)erwünschten Wirkungen kennen wir tatsächlich von den üblichen und weitverbreiteten synthetisch veränderten Hormonderivaten.

Wenn der Hormon-Schlüssel in der Hormon-Rezeptortasche festklemmt und/oder noch ein Stück herausragt, kann sich diese Rezeptortasche nicht schließen, die »Hormontür« bleibt viel länger auf als von der Natur vorgesehen. So haben wir eine erheblich verlängerte/veränderte Hormonwirkung. Damit wirkt die Pille viel länger als das normale physiologische Östradiol (nämlich jetzt ca. 45 Stunden statt 45 Minuten) – und es genügt, sie nur noch einmal täglich einzunehmen. So weit zur erwünschten Wirkung.

Aber ein solcher falscher Schlüssel kann das Hormonschloss (die Rezeptortasche) nicht nur beschädigen, sondern auch andere Schlösser aufschließen oder blockieren. Und der Hormonrezeptor kann allmählich auf die ständige Verwendung von falschen Schlüsseln z. B. mit einer Veränderung der Rezeptortasche reagieren – damit ist der erste Schritt zu einer Erkrankung getan.

Synthetisch modifizierte Hormone wirken zwar in mancherlei Hinsicht ähnlich wie die Originalhormone, aber sie zeigen Unterschiede in:

- Wirkdauer und Wirkweise
- biologischer Verfügbarkeit
- Abbauverhalten
- Nebenwirkungen/Risiken.

Diese Unterschiede durch Veränderung der Hormonstruktur sind in der Fachliteratur längst anerkannt, leider aber hat dieses Wissen nicht den Weg in die Praxis gefunden.

Die Unterschiede in Wirkdauer und Wirkweise werden z. B. beim Ausprobieren verschiedener Antibabypillenpräparate deutlich, bis das »passende« gefunden ist: Die eine Pille ist weniger verträglich (verursacht z. B. mehr Übelkeit), die andere hat vielleicht andere unerwünschte Nebenwirkungen (Thrombose).

Progestine sind »Progesteron-Abkömmlinge« (= »Progesteronderivate«) und können eine *Androgen-fördernde Wirkung* haben – das merkt man dann z. B. an vermehrten Pickeln – oder eine *Androgen-bremsende Wirkung* (z. B. weniger Pickel).

Das Progestin (Progesteron-Abkömmling) **Chlormadinon** wirkt sowohl *anti-östrogen* als auch *anti-androgen*. Diese Besonderheit verwendet man in der Hormontherapie, um Wucherungen in der Gebärmutterschleimhaut (wie z. B. Myome) zu behandeln, aber auch bei Akne, unerwünschtem Bartwuchs oder androgenetischem Haarausfall.

Chlormadinon-Handelsnamen sind: Balanca®, Belara®, Bellissima®, Chantal®, Chariva®, Enriqa®, Esticia®, Eufem®, Lilia®, Madinette®, Minette®, Mona Hexal®, Neo Eunomin®, Pink Luna® …

Eines der stärksten *anti-androgen wirkenden* Progesteronderivate ist das Progestin **Cyproteronacetat**[1]. Es wird sowohl gegen Akne und unerwünschten Haarwuchs als auch gegen Myome und beim Mann zur chemischen Kastration (und bei Prostatakrebs) eingesetzt.

Cyproteronacetat-Handelsnamen sind: Androcur®, Andro-Diane®, MaskuPel®, Virilit®... oder in Kombinationspräparaten: Attempta®, Bella HEXAL®, Bellgyn®, Clevia®, Climen®, Cypestra®, Cyproderm®, Dialuna®, Diane®, Elleacnelle®, Ergalea®, Feminac®, Femogyn®, Holgyeme®, Midane®, Minerva®, Morea Sanol®, Xylia® ...

(Anmerkung: Ulipristal = Esmya® gehört **nicht** dazu, weil es ein **Anti**-Progesteron ist und damit nicht zu den Progesteron-Abkömmlingen zählt – im Ergebnis ist die Wirkung teilweise aber sehr ähnlich. Als Anti-Progesteron wirkt es also dem Progesteron entgegen und wird gegen Myome und als »Pille danach« eingesetzt.)

Die folgende Tabelle stellt die positiven Wirkungen des echten Hormons Progesteron den möglichen unerwünschten Wirkungen der Progestine (synthetischen Progesteronderivate) gegenüber (Handelsnamen siehe oben), dabei zeigt nicht jedes Progestin jede dieser Wirkungen.

---

1 Aktuell ist im Juli 2019 ein Warnhinweis zu diesem Progesteronderivat erschienen, weil dem Ausschuss für »Pharmakovigilanz« (Pharmaüberwachungsstelle) der EMA (Europäische Arzneimittelagentur) Hinweise dafür vorliegen, dass sich bei Anwendung von Cyproteronacetat das Risiko für Meningeome (Tumore der Hirnhaut) stärker erhöht als bisher angenommen. Deshalb gibt es jetzt einen speziellen Überwachungsprozess, der das Risiko neu bewerten soll. www.bfarm.de/SharedDocs/Risikoinformationen/Pharmakovigilanz/DE/RV_STP/a-f/cyproteron.html (abgerufen am 12.7.2019)

Wirkungen von Progesteron (Originalhormon)	Mögliche Wirkungen von Progestinen (Hormonderivate)
Hormon der Schwangerschaft	Verursacht Geburtsschäden
Verbessert die Stimmung	Depression
Verbessert den Schlaf	Schlaflosigkeit, leicht störbarer Schlaf
Schutz der Nerven (Neuroprotektion)	Reduziert Nervenschutz (vermindert Neuroprotektion)
Diuretisch (wassertreibend), vermindert Wassereinlagerungen (Ödeme)	Flüssigkeitsstau, verursacht Wassereinlagerungen (Ödeme)
Gegenspieler der Glukokortikoide (z.B. Kortison)	Kortisonähnliche Effekte
Senkt den Blutzuckerspiegel	Erhöht den Blutzuckerspiegel
Weitstellung der Herzkranzgefäße (Vasodilation)	Engstellung der Herzkranzgefäße (Vasokonstriktion)
Vermindert das Wachstum der glatten Muskulatur (wie Gefäße, Bindegewebe etc.)	Fördert Wachstum der glatten Muskulatur
Keine Erhöhung der Verklumpungsneigung des Blutes	Erhöhung der Verklumpungsneigung des Blutes (Thrombosegefahr)
Verbesserung des Blutfettprofils	Verschlechterung des Blutfettprofils
Kein Hinweis auf Erhöhung des Herz-Kreislauf-Risikos	Verursacht Herzinfarkte
Verbesserung des Bindegewebes, Reduktion der MMP-(Matrix-Metall-Proteinase-)Aktivität	Verschlechterung des Bindegewebes, Verstärkung der MMP-Aktivität: »schwabbeliges« Gewebe
Verminderung der Östrogenstimulation der Brust	Verstärkung der Östrogenstimulation der Brust
Verhindert Brustkrebs	Fördert Brustkrebs

Diese Unterschiede zwischen den unveränderten Originalhormonen und den veränderten synthetischen Hormonderivaten sind verantwortlich für die vielfach nachgewiesenen und bekannten unerwünschten Wirkungen (Nebenwirkungen) der synthetischen Hormone. Unveränderte Hormone haben im Unterschied dazu nicht diese unerwünschten Wirkungen.

Wir können das sehr gut am Beispiel schwangerer Frauen erkennen: In dieser Lebensphase steigen nämlich die Sexualhormonspiegel auf ein Vielfaches an. Damit sind nicht etwa gesundheitliche Belastungen verbunden, ganz im Gegenteil: Werdende Mütter sind besonders leistungsfähig, psychisch stabil und ungewöhnlich widerstandsfähig gegenüber Erregern und Erkrankungen. Biologisch ist das eine überaus sinnvolle Regulation, weil damit das Überleben der Art in der Phase der Fortpflanzung gesichert wird. Der Anstieg der natürlichen unveränderten Hormone dient also dem »Bio-Doping«.

Die Natur hat uns Menschen und unsere Hormone über Hunderttausende von Jahren ständig optimiert und perfekt an unsere Bedürfnisse angepasst. Ob das für die Produkte der Pharmaindustrie ebenfalls gilt?

Überblick über die Folgen von Änderungen der natürlichen Hormonstruktur bei Hormonderivaten

Die Modifizierung von Hormonen führt zu vielfältigen Änderungen:

- Änderung der Aufnahme des Arzneistoffs (Bioverfügbarkeit und Adsorption)
- Änderung der Verteilung im Körper (Distribution)
- Änderung des biochemischen Um-/Abbaus (Metabolisierung)
- Änderung der Ausscheidung (Exkretion).

Hormontherapie

Unter einer Hormontherapie (HET) versteht man eine Behandlung mit Hormonen. Dabei unterscheidet man üblicherweise zwischen den verschiedenen Hormonen, mit denen therapiert wird: also die Behandlung mit Schilddrüsenhormonen, mit Sexualhormonen oder auch mit Wachstumshormonen.

Auch kann das Ziel einer solchen Behandlung ganz unterschiedlich sein: Zum einen kann man eine mangelhafte Leistung des jeweiligen Organs ausgleichen: **Hormonsubstitution**, indem genau die Menge an Hormonen von außen zugeführt wird, die der Körper selber nicht mehr herstellen kann. Das ist z. B. bei der Therapie einer Schilddrüsenunterfunktion der Fall: Der Mangel wird nur insoweit ersetzt, bis der physiologische Normalzustand wieder erreicht ist.

Bei einer **Hormontherapie** wird hingegen häufig ein anderer, z. B. ein höherer Spiegel angestrebt als von der Natur üblicherweise vorgesehen. So wird im Sport bekanntlich immer wieder »Hormon-Doping« betrieben: Zur Optimierung der körperlichen Leistungsfähigkeit werden übermäßig viele männliche Hormone zugeführt, weil das zu schnellerem Muskelwachstum führt und einen Leistungsvorteil erzeugen kann. Auch die übliche »Kinderwunschbehandlung« gehört in diese Kategorie, weil eine altersbedingt nachlassende Fruchtbarkeit durch hormonelle Maßnahmen stimuliert wird.

Bei einer Hormonbehandlung wird also nicht immer ein Mangel ausgeglichen, bis ein normaler Spiegel erreicht ist, sondern es kann auch eine hormonelle Überstimulation durchgeführt werden.

Das Prinzip der RIMKUS®-Methode

Die Therapie nach RIMKUS® besteht im Ausgleich eines Mangelzustands, sie ist also eine Hormonsubstitution. Der Ausgleich eines Hormonmangels verbessert die Gesundheit. So wie ein Auto mit zu niedrigem Ölstand anfälliger für eine Motorpanne ist als eines, das mit ausreichend Öl fährt, sind die gesundheitlichen Risiken bei einem Hormonmangel höher als bei gut aufgefüllten Hormonspiegeln.

Ob überhaupt ein Hormonmangel vorliegt, wird anhand einer Blutprobe bestimmt. Für die Basisanalyse (und bei den laufenden Kontrollen) werden als Grundlage für die Behandlung nach RIMKUS® die Blutspiegel von folgenden Hormonen bestimmt:

- Östradiol (E2)
- FSH (follikelstimulierendes Hormon)
- Progesteron
- Vitamin D3 (25 OH).

Ob und welche weiteren Messungen sinnvoll sind, entscheidet der behandelnde Arzt.

Für die Behandlung nach RIMKUS® wurden in jahrelangen Versuchen die **optimalen Zielbereiche** (= Referenzbereich) bestimmt, die teilweise erheblich von den **üblichen Normbereichen** abweichen, die ja nur den bekannten Hormonmangel beschreiben. Aktuelle Studien haben diese Zielbereiche bestätigt (siehe die Tabelle auf S. 38).

Norm-Ziel-Werte (Referenzbereich nach RIMKUS®)

Wenn die Untersuchungsergebnisse von den Laboren zurückkommen, steht meist nicht nur der gemessene Wert auf dem Laborblatt, sondern es werden auch Normwerte angegeben, damit man den gemessenen Wert einordnen kann. Diese Normwerte werden üblicherweise ermittelt, indem bei einer größeren passenden

Gruppe die Hormonspiegel gemessen und daraus die Durchschnittswerte errechnet werden. Das ist dann die Norm, also der Vergleichsmaßstab.

Bei den Sexualhormonen bei Frauen in den Wechseljahren haben wir nun das Problem, dass in dieser Lebensphase typischerweise die Hormonspiegel sinken. Dieser Hormonabfall verursacht entsprechende Mangelsymptome. Wenn wir die Frauen in den Wechseljahren nun als Vergleichsgruppe heranziehen, dann erklären wir diesen Mangel damit gewissermaßen zum »Normalzustand«.

Aber genau das ist dieser Mangelzustand ja nicht, er ist eben nicht »normal« im Sinn von »gesund«. Sondern es handelt sich um einen Hormonmangelzustand, der sehr viele Beschwerden verursachen kann. Das spürt jede(r), die/der sich mit den Beschwerden in den Wechseljahren beschäftigt oder davon betroffen ist.

Dr. Rimkus löste dieses Dilemma ganz pragmatisch, indem er ausprobierte, bei welchen Hormonspiegeln sich seine Patientinnen am wohlsten fühlten. So konnte er den Hormonbereich bestimmen, durch den Beschwerdefreiheit erreicht wird.

Erfreulicherweise konnte der Autor durch entsprechende Recherchen wissenschaftliche Studien finden, die diese von Dr. Rimkus empirisch gefundenen Zielbereiche als Referenzbereiche bestätigten.

Weil damit der erstrebenswerte beschwerdefreie Zielbereich beschrieben wird, sind mit dem »Norm-Ziel-Bereich nach RIMKUS®« also die Referenzbereiche definiert, die bei der Behandlung mit human-identischen Hormonen angestrebt werden. Befinden sich die Hormonspiegel in diesem Referenzbereich, ist in der Regel Beschwerdefreiheit erreicht. Eine Tabelle mit den Norm-Ziel-Werten nach RIMKUS® finden Sie auf der folgenden Seite.

Norm-Ziel-Werte nach RIMKUS®

	Frauen	Männer
Progesteron	(ab 5) **10–30 ng/ml** *<1* (= 10 000–30 000 pg/ml)	ab 3 – **10 ng/ml** *<2* (= 3000–10 000 pg/ml)
Östradiol	ab 80 – **180 pg/ml** *<50*	ab 25 – **40 (60) pg/ml** *<20*
Testosteron	ab 0,3 – **0,9 ng/ml** *<0,2* (= 300–900 pg/ml)	ab 3 – **9 ng/ml** *<2* (= 3000–9000 pg/ml)
FSH	fruchtbare Jahre: 2–6 IE postmenopausal gut eingestellt: **bis 30 IE**	
(Pro-)Vit D3 (25 OH)	**50–100 ng/ml = 125–250 nmol/l** *<50*	
Ferritin	ab 50 **200–300 ng/ml**	

Darstellung der Werte: Toleranzbereich **Zielbereich** *Interventionsbereich*
Achtung: Verwechslungsgefahr bei den Einheiten, Vorsicht bei der Umrechnung (1 ng/ml = 1000 pg/ml); RIMKUS®-Normwerte unterscheiden sich von Standard-Labornormwerten

Nach RIMKUS® werden die Hormonspiegel um den 21. Zyklustag (± 2 Tage) bestimmt. Zum einen weil in dieser Phase das Progesteron maximal hoch ist, wenn ein Eisprung stattgefunden hat (siehe Abschnitt »Der weibliche Zyklus«, S. 49); zum anderen, weil in dieser Phase auch das Östradiol noch einmal etwas ansteigt. Um den 21. Zyklustag bekommt man also einen guten Eindruck von der hormonellen Leistungsfähigkeit des jeweiligen Organismus und kann die Höhe der körpereigenen Hormonproduktion in einer einzigen Blutprobe bestimmen.

Wenn sich zeigt, dass der Hormonspiegel außerhalb des Referenzbereichs nach RIMKUS® liegt, dann wird dieser Mangel behoben. Dafür werden unveränderte human-identische Hormone eingenommen, die aus einer natürlichen Quelle (Yamswurzel) gewonnen und hergestellt werden. Der Arzt stellt ein individuell dosiertes Hormon-Rezept aus. Danach werden in der Apotheke Hormonkapseln hergestellt, die genau die jeweils für diesen Menschen passende Hormondosis enthalten.

Die Gewinnung von human-identischen Hormonen

Ausgangssubstanz für die Gewinnung von human-identischen Hormonen ist die **Yamswurzel**. Theoretisch könnten auch andere Pflanzen wie z. B. die Sojabohne oder der Bockshornklee als Ausgangsmaterial dienen. In der Praxis spielen diese aber keine Rolle, lediglich in Indien wird noch Soja verwendet. Bei den von uns zertifizierten Apotheken schließen wir aus Sicherheitsgründen aber die Verwendung von Soja aus, weil wir keine eventuell gentechnisch veränderten Ausgangsstoffe in den Hormonen haben wollen.

Aus dem Sud der Yamswurzel wird mittels Russell-Marker-Verfahren **Diosgenin** gewonnen, woraus dann in einem zweiten Schritt Progesteron hergestellt wird.

Die so gewonnenen Hormone sind
- natürlichen Ursprungs (**Quelle**) und
- human-identisch (**Struktur der Moleküle**).

Sie sind also in jeder Hinsicht deckungsgleich mit den Hormonen, die wir Menschen selbst bilden: human-identisch.

Bei der RIMKUS®-Therapie wird ein Mangel beseitigt (Substitution) – und zwar mit dem unveränderten Originalhormon. Es werden keine fremden oder veränderten Hormone von außen zugeführt, sondern es werden **»echte«, natürliche, unveränderte (= human-identische) Hormone** verabreicht. Das erklärt ihre wunderbaren Wirkungen bis in die psychische Ebene, die Freiheit von Nebenwirkungen und auch die Verminderung des Risikos für eine Vielzahl von Erkrankungen.

- Human-identische Hormone sind keine Pflanzen oder Pflanzenextrakte.
- Human-identische Hormone sind keine tierischen Produkte und werden auch nicht aus tierischen Produkten hergestellt.
- Human-identische Hormone sind keine Nahrungsergänzungsmittel.
- Human-identische Hormone sind keine Homöopathika.

Wir Menschen brauchen zur hormonellen Steuerung unserer Organe **echte Hormone** – und keine Yamswurzel oder Diosgenin. Ebenso wie unser Körper aus Gras, das man aufs Müsli streut, keine Milch herstellen kann, kann er aus Yamswurzel oder Diosgenin keine Hormone bilden. Stattdessen müssen die Hormone aus diesen Stoffen erst hergestellt werden, bevor unser Körper etwas damit anfangen kann.

Auf einen Blick: die Vorteile einer Therapie mit bio-identischen/human-identischen Hormonen nach RIMKUS®

- Natürliches Behandlungsprinzip: Beseitigung eines Hormonmangels mit unveränderten Originalhormonen (Substitution mit human-identischen Hormonen)
- keine Nebenwirkungen
- Krankheitsprävention (Vorbeugung)
- individuelle, persönliche Therapie (»Maßanfertigung«)
- klare Kriterien: Was ist Therapie nach der RIMKUS®-Methode – und was nicht?

- einfachste Therapie, höchste Therapiesicherheit
- enorme Verbreitung und ein in der Praxis bestens bewährtes Konzept: mehrere Hunderttausend erfolgreich therapierte Patientinnen und Patienten
- Qualitätskontrolle und Fortbildungszirkel für Ärzte, die nach der RIMKUS®-Methode behandeln
- über 500 geschulte und zertifizierte RIMKUS®-Ärzte, über www.hormon-netzwerk.de/therapeutenliste zu finden
- etabliertes Forum zum Austausch der Patienten untereinander (www.hormon-netzwerk.de)
- zuverlässige individuelle Herstellung der Hormone in zertifizierten Apotheken (eine Liste der entsprechenden Apotheken finden Sie auf www.hormon-netzwerk.de)
- Möglichkeit, auf individuelle Besonderheiten (z. B. Allergien) Rücksicht zu nehmen
- keine Verwendung von Zusatzstoffen wie Stabilisatoren, Geschmacksstoffen etc.
- breiteste Anwendungsmöglichkeiten:
  - › Wechseljahresbeschwerden bei Mann und Frau
  - › hormonelle Störungen/Erkrankungen
  - › körperliche und seelische Stabilisierung
  - › Kinderwunsch
  - › Schmerztherapie
  - › Stimmungsschwankungen, psychische Störungen
  - › Leistungsabfall, chronisches Erschöpfungssyndrom, Adrenal Fatigue
  - › Libido- und Potenzstörungen
  - › Kosmetik und Dermatologie
  - › Vorbeugung (Prävention)
  - › Anti-Aging.

DIE WICHTIGSTEN SEXUALHORMONE UND IHRE FUNKTIONEN

Sexualhormone werden im Körper aus der Ausgangssubstanz Cholesterin gebildet (ja, genau: aus dem angeblich so gefährlichen Cholesterin) und heißen daher **Steroidhormone**. Die Silbe *Ster-* in Steroid bedeutet so viel wie »fest« und weist darauf hin, dass alle Steroidhormone eine feste Molekülstruktur besitzen. Drei Sechserringe A, B, C, die jeweils wie eine Bienenwabe aussehen, und ein Fünferring D bilden das *Sterangerüst,* an das noch das eine oder andere Anhängsel angefügt wird, welches die Hormone voneinander unterscheidet.

Aus der Ausgangssubstanz **Cholesterin** stellt unser Körper also mithilfe von Enzymen über eine Zwischenstufe zunächst das **Progesteron** her. Das ist das zentrale Steroidhormon, aus dem nun in der Folge die weiteren Steroidhormone gebildet werden: **Testosteron** (»männliches« Hormon) und daraus die **Östrogene** (»weibliche« Hormone).

Warum die Anführungszeichen um weiblich und männlich? Weil keines dieser Hormone nur bei Männern oder nur bei Frauen auftritt. Beide Geschlechter brauchen alle Hormone für die Entwicklung und den Erhalt ihrer Gesundheit – aber in unterschiedlichen Mengen. **Sowohl Männer als auch Frauen besitzen daher** *alle* Sexualhormone, also haben Frauen auch Testosteron und Männer haben auch Östrogene.

Östrogene

Wir unterscheiden drei Hauptformen des Östrogens:
1. Östron (E1)
2. Östradiol (E2)
3. Östriol (E3).

Dabei gibt die Zahl nach dem E, das für engl. *estradiol* steht, die Anzahl der OH-Gruppen an, die an dem Grundgerüst hängen (E1, E2 oder E3). E2 ist mit Abstand das wichtigste und wirkungsstärkste Östrogen; es ist für 80 bis 90 Prozent der Östrogenwirkungen zuständig.

Zwar gibt es Funktionszuschreibungen – Östron (E1) = Speicherhormon; Östradiol (E2) = Hauptöstrogen; Östriol (E3) = Schleimhautschutz –, die aber für die Praxis von untergeordneter Bedeutung sind. Die verschiedenen Formen werden in einem gesunden Organismus nämlich laufend ineinander umgewandelt. Und deshalb genügt es in der Praxis meist, von Östradiol oder von den Östrogenen zu sprechen.

Östrogene (griech. *östros* »Brunft«) haben eine herausragende Bedeutung für die Fortpflanzung, denn sie machen schön – sowohl Frauen als auch Männer – und damit für den Sexualpartner attraktiv. Ein hoher Östrogenspiegel macht die Frau weiblicher, ihre Haut wird geschmeidiger, die Haare glänzender, die Brust voller, die Taille schmaler und schlanker, das Gesäß durch Wassereinlagerung ausgeprägter. Östrogene bereiten vor und machen »geneigt«, gegebenenfalls Sex zu haben. (Die körperliche Libido und die eigentlichen Sexualfunktionen werden hingegen vom Testosteron gesteuert.)

Östrogene

- verbessern die Durchblutung der Schleimhäute und die Elastizität der Gefäße,
- halten Knochen und Gelenke elastisch,
- sorgen für verbesserten Herz- und Gefäßschutz,
- unterstützen die Gehirnfunktion,
- regulieren den Fettstoffwechsel und wirken an der Knochenreifung mit,
- sorgen für eine reine Haut, mildern Falten, fördern das Haarwachstum,
- stimulieren die Sinnesorgane (Geruchs-, Hör-, Geschmacks-, Seh-, Tastsinn) und die Sinnlichkeit,
- machen Frau und Mann »bereit«, regen an,
- besitzen eine starke psychische Wirkung – sie sorgen für gute Laune, erzeugen eine innere Leichtigkeit und wirken stark antidepressiv,
- fördern die Bildung der guten Fette und reduzieren die der schlechten Fette (Achtung: Dies gilt nur für die **unveränderten** humanen oder human-identischen Hormone, nicht aber für synthetisch modifizierte Hormone. Bei Letzteren zeigt sich oft genau die gegenteilige Wirkung, nämlich eine deutliche Verschlechterung des Fettprofils),
- führen **bei Frauen** zu einer Anregung der Neubildung von Gebärmutterschleimhaut und zu vermehrter Wassereinlagerung z. B. in der Brust,
- erhöhen **bei Männern** die Aktivität der Spermien und stimulieren deren Reifung.
- Entgegen der landläufigen Überzeugung wurde 2013 überraschenderweise für Männer nachgewiesen, dass Östrogene das Bauchfett vermindern. Gerade auch bei Frauen nach der Menopause wurde dieser positive Östrogeneffekt ebenfalls längst in Studien belegt.

Viele Frauen bemerken die fruchtbaren Tage – also die Tage, an denen der Östrogenspiegel am höchsten ist – daran, dass sie sich attraktiver fühlen. Die Brust ist oft etwas größer und empfindlicher, das Genitale wird besser durchblutet (wird leichter feucht), und die Stimmung klart auf. Manche Frau fühlt sich auch »leichter«, fröhlicher, beschwingter: »Champagnerlaune«.

Je höher der Östradiolspiegel, desto schöner wird die Frau – und desto besser fühlt sie sich auch: Die Natur lässt gewissermaßen die Antenne ausfahren, um den »besten« Mann für die Fortpflanzung zu finden.

Follikelstimulierendes Hormon (FSH)

Wie der Name schon sagt, wird das follikelstimulierende Hormon (FSH) in der Hirnanhangsdrüse (Hypophyse) gebildet, um die Reifung der Follikel (Eibläschen) zu stimulieren.

Nachdem die Follikel der Ort sind, an dem neben der Nebennierenrinde die weit überwiegende Östrogensynthese stattfindet, führt der Anstieg von FSH zu einer vermehrten Östrogenbildung. Bei Östrogenmangel bildet die Hypophyse also mehr und mehr FSH, um damit die Östrogenbildung anzukurbeln. Damit ist FSH ein hervorragender »funktioneller Messparameter« für den Grad des Östrogenmangels, weil es anzeigt, ob der Körper mit seinem individuellen Östrogenspiegel zufrieden ist – oder ob er »Östrogenhunger« hat und mehr Östrogene braucht. Also:

- Hohes FSH ist ungünstig (spricht für großen Östrogenhunger).
- Niedriges FHS ist gut (optimaler Bereich = Referenzbereich: 2–6 IE FSH).
- Ein hoher FSH-Spiegel sollte unter Behandlung sinken.

Bei Männern spielt das FSH eine untergeordnete Rolle und wird deshalb in der normalen Routinediagnostik nicht bestimmt.

Progesteron

Progesteron (lat. *pro* »für«, *gestare* »tragen«, »mit sich führen«) ist das für Erhalt und Förderung der Schwangerschaft zuständige Hormon (Schwangerschaftserhaltungshormon). Alles, was für eine Schwangerschaft hilfreich ist, wird durch Progesteron gefördert, potenziell Schädliches unterdrückt/reduziert.

Ganz oben steht die Aktivierung des Stoffwechsels, denn ohne eine gute Stoffwechselaktivität wäre eine Frau den enormen Herausforderungen einer Schwangerschaft nicht gewachsen. Möglicherweise bereits vorhandene Stoffwechselschwächen werden »repariert« oder unterdrückt, um beste Gesundheit für Mutter und Kind zu gewährleisten. So wird z. B. der Zuckerstoffwechsel stabilisiert, um eine eventuelle latente Zuckerkrankheit so lange wie möglich zu unterdrücken. Zudem wird die Wirkung der Schilddrüsenhormone durch Progesteron verstärkt, um den Stoffwechsel zusätzlich anzukurbeln, denn eine bessere Verbrennung stellt Mutter und werdendem Kind mehr Energie zur Verfügung.

Andererseits werden auch Entzündungen oder Zellveränderungen durch Progesteron aktiv unterdrückt, um Mutter und Kind zu schützen. Das Schmerzempfinden wird verringert und die Psyche stabilisiert, was sich als bessere Durchsetzungskraft, mitunter aber auch als Sturheit bemerkbar macht.

Progesteron
- macht »stark und stur«, gesund, stressresistent, leistungsfähig,
- aktiviert den Stoffwechsel (fördert Gewichtsabnahme, aber auch den Appetit = »anti-diabetogen«),
- reduziert Entzündungen und Schmerzen,
- wirkt antioxidativ,
- stabilisiert das Zellwachstum und stärkt die Zellen gegenüber Angriffen und Veränderungen (»Anti-Krebs-Wirkung«),

- reguliert den Wasserhaushalt, vermindert Wassereinlagerung,
- erhält und lässt die Gebärmutterschleimhaut **bei Frauen** reifen,
- macht **bei Männern** die Spermien befruchtungsfähig und stabilisiert die Prostata (»Schutzhormon für den Mann«).

Progesteron wird in extrem geringen Mengen in der Nebenniere gebildet (Basalsekretion). Wenn im weiblichen Zyklus um den 14. Tag der Eisprung stattgefunden hat, dann entsteht aus dem Eibläschen (Follikel) einerseits das befruchtungsfähige Ei, das nach 48 Stunden wieder verkümmert. Und zum anderen bleibt die bisherige Follikelhülle übrig, die sich nun zum **Gelbkörper** umbildet. Dieser Gelbkörper produziert jeden Tag immer mehr Gelbkörperhormon (Progesteron), bis nach einer Woche (21. Zyklustag) das Maximum erreicht ist und die Hormonmenge wieder abfällt (was letztlich dann auch die Monatsblutung auslöst).

Progesteron ist insofern die »Mutter aller Hormone«, als daraus **Testosteron** und im Weiteren auch die **Östrogene** gebildet werden. Aber auch die Glukokortikoide wie **Cortisol** (wichtigstes Hormon in der Nebenniere zur Bewältigung von Stress, außerdem entzündungshemmend, schmerzlindernd) und die Mineralkortikoide wie **Aldosteron** (reguliert den Wasserhaushalt und damit den Blutdruck) stellt der Körper aus Progesteron her.

Hier zeigt sich, wie enorm umfassend und weitgehend die Wirkungen des Progesterons und seiner Nachfahren sind.

Luteinisierendes Hormon (LH)

LH steht für luteinisierendes Hormon oder »Lutropin«, also gelbkörperstimulierendes Hormon. Es wird – genauso wie FSH – in der Hypophyse (Hirnanhangsdrüse) gebildet, sein schneller Anstieg löst den Eisprung aus und stimuliert die Gelbkörperbildung. In der Praxis der Hormonbehandlung nach RIMKUS® spielt es eine untergeordnete Rolle und wird deshalb in der Regel nicht bestimmt.

Testosteron und DHT

Manche mag es vielleicht überraschen, aber auch der weibliche Körper bildet Testosteron, auch wenn der Name (lat. *testes* »Hoden«) darauf hindeutet, dass es sich um ein Hormon handelt, das vor allem in den Hoden gebildet wird. Testosteron ist verantwortlich für:

- Körperkonstitution (Körperbau),
- Größenwachstum, Muskelwachstum und Bartwuchs,
- Libido und Potenz (beim Mann Erektion des Penis, bei der Frau Erektion [Schwellung] der Klitoris),
- Heranwachsen der Spermien (zusammen mit Östrogen),
- allgemeine Aktivität, Energie, Tatendrang,
- aggressives Verhalten (neuere Erkenntnisse zeigen allerdings, dass aggressives Verhalten nicht allein dem Testosteronspiegel zugeschrieben werden kann, sondern dass dessen Entstehung komplexer ist).

Testosteron wird aus Progesteron gebildet, beim Mann zu 90 Prozent in den Hoden, die restlichen 10 Prozent in den Nebennieren – bei Frauen in den Eierstöcken sowie ebenfalls in den Nebennieren. Männer produzieren ungefähr zehnmal mehr Testosteron als Frauen.

Erektionen werden maßgeblich von Testosteron gesteuert. Bei zu wenig Testosteron kommt es oft zu einer erektilen Dysfunktion (»ED«, das heißt einer mangelnden Erektion) – und das gibt es auch bei Frauen. Dies kann aber auch auf viele andere Ursachen zurückzuführen sein, z. B. auf eine schlechte Durchblutung u. a. bei

Diabetes mellitus (Zuckerkrankheit) oder auf bestimmte Blutdruckmittel (z. B. Betablocker). Bei der RIMKUS®-Therapie empfehlen wir in der Regel allerdings **nicht**, von Anfang an auch Testosteron zuzuführen, weil damit die körpereigene natürliche Bildung von Testosteron aus Progesteron unterdrückt werden kann.

Beim Mann wird Testosteron zu Dihydrotestosteron (DHT) umgewandelt, die stärkste Form des Testosterons. Allerdings kann DHT auch das Wachstum der Prostata verstärken und eine bereits zu große Prostata noch größer werden lassen. Davor schützt Progesteron, indem es die Umwandlung von Testosteron zu DHT bremst. Junge Männer haben in der Regel sehr hohe Testosteronspiegel, aber im Verhältnis dazu niedrige DHT-Werte. Bei älteren Männern ist das meist umgekehrt: niedrigere Testosteronwerte, aber im Verhältnis dazu hohe DHT-Spiegel, weil nicht genügend Progesteron produziert wird. Dieser Mechanismus ist sehr wichtig für die Entstehung von Erkrankungen der Prostata (siehe Kapitel »Männer und Hormone«, S. 54).

Die Hormone im Leben einer Frau

Der weibliche Zyklus

Der gesunde Zyklus einer Frau dauert genau 28 Tage und beginnt mit dem ersten Tag der Menstruation. Während der Blutung nimmt das Östrogen eine Woche lang zunächst sehr langsam zu, um kurz vor dem Eisprung innerhalb von zwei oder drei Tagen sehr schnell anzusteigen. Dieser starke Östrogenanstieg bewirkt zusammen mit dem plötzlichen Anstieg des luteinisierenden Hormons (LH) um den 14. Zyklustag den Eisprung (**Ovulation**). Die Östrogenkonzentration im Körper ist nun am höchsten und fällt nach dem Eisprung sofort wieder ab.

Durch den Eisprung platzt das Eibläschen (Follikel) und teilt sich auf in das Ei (das nur 48 Stunden lebt und sich dann zurückbildet) und den Gelbkörper. Der beginnt nun, Progesteron zu produzieren, was wiederum die Schleimhaut (und den gesamten Menschen) stabilisiert.

Wenn dann gegen Ende des Zyklus das Progesteron zusammen mit dem Östrogen wieder abfällt, kommt es zu einem **Hormonentzug.** Dieser »Entzug« macht oft schlechte Laune (prämenstruelles Syndrom, PMS = Beschwerden vor der Blutung) und führt schließlich zur Blutung, der Menstruation.

Der erste Tag der Blutung ist definitionsgemäß der erste Tag des Zyklus. Viele Frauen zählen zwar die blutungsfreien Tage, aber vergessen gelegentlich, die Blutungstage mitzuzählen, was leicht zu Missverständnissen führt.
Eine Woche Blutung und **drei** Wochen blutungsfreie Zeit ergeben also einen Zyklus von **vier** Wochen (und nicht etwa drei Wochen).

Die monatliche Blutung dient der Reinigung (Entgiftung/Detox): Die alte, verbrauchte Gebärmutterschleimhaut wird abgelöst und aus dem Körper ausgestoßen, gegebenenfalls auch zusammen mit älteren Schleimhautresten. Bei einer Therapie mit human-identischen Hormonen kann dies übrigens auch noch viele Jahrzehnte nach dem Wechsel geschehen.

Parallel zur Blutung scheidet der Körper noch manch andere Stoffwechselendprodukte aus: Auch über Haut, Leber, Niere, Lymphe, Atmung etc. erfolgt eine »allgemeine Reinigung«, was die eine oder andere Frau manchmal auch an einem veränderten Körpergeruch bemerkt. Diese Reinigung/Entgiftung geht gelegentlich bis in psychische Bereiche hinein und kann sich in einem vermehrten Drang zur Reinigung der unmittelbaren Umgebung zeigen: aufräumen, »entschlacken«, Haare schneiden, Beziehungen klären, alte Kleidung ausmisten, Ballast abwerfen …

Die Menopause

Die Zeit im Leben einer Frau, in der die monatlichen Blutungen versiegen, also die »Mens pausiert« (Menopause), wird auch als Wechseljahre bezeichnet. Ganzheitlich betrachtet, kann man das Leben als zwei Kreise mit jeweils 7 x 7 Jahren (= 49 Jahren) verstehen. Der Begriff Wechseljahre legt nahe, dass die Frau »wechselt«: aus dem ersten Lebenskreis, in dem Fruchtbarkeit – also Fortpflanzung und Kinder – im Vordergrund stehen, hinüber in einen zweiten Lebenskreis. Der Wechsel spielt sich zwischen dem 42. und 56. Lebensjahr ab und dauert damit also 2 x 7 = 14 Jahre.

In den letzten sieben Jahren (42 bis 49) des ersten Lebenskreises wird das bisherige »alte Leben« infrage gestellt, es entsteht oft eine zunehmende innere Distanz zum bisherigen Leben und den aktuellen Lebensumständen.

In den nächsten Jahren von 49 bis 56 findet die Frau hingegen oft zunehmend wieder mehr zu sich zurück, sie kommt bei sich und in ihrem neuen »zweiten Leben« (dem zweiten Lebenskreis) an.

In den Jahren von 42 bis 49 wird der Verlust hormoneller Funktionen immer deutlicher, und viele Frauen stellen sich Fragen wie: »Was stört mich?«, »Was will ich hinter mir lassen?«, »Was passt nicht (mehr) zu mir?«, »Will ich das alles wirklich?«, »Ist das mein Leben, wie ich es mir vorgestellt habe?« Oftmals entsteht eine innere Distanz zum bisherigen Leben, eine Fremdheit gegenüber dem Gewohnten und ein innerer Abstand zum bisherigen sicher geglaubten Leben.

Die Frau entfernt sich in dieser Phase zunehmend von ihrem bisherigen Lebenskreis und bereitet damit den Übergang in den zweiten Lebenskreis vor.

Je weiter dieser Übergang dann von 49 bis 56 voranschreitet, desto mehr kommt es zu Klärungen: »Wer bin ich eigentlich?«, »Wo will ich mit meinem Leben hin?«, »Was soll mein Leben zukünftig ausmachen?«, »Welche Talente will ich noch entfalten?« Für viele Frauen öffnen sich in diesem Lebensabschnitt neue Möglichkeiten der Selbstbestimmung, überraschende Entwicklungsmöglichkeiten hin zu einem neuen Selbstverständnis. Eine neue selbst definierte Beziehung zu sich selbst und der Welt kann sich zunehmend verwirklichen.

Die Änderung der inneren Haltung führt von einem »Müssen« und »Sollen«, was den ersten Lebenskreis oftmals stark bestimmte, hin zu einem »Dürfen« und »Lassen« oder/und »Wirklich-selber-Wollen«, was nun zum Motto des zweiten Lebens werden kann.

Für viele Frauen ist es sehr überraschend, dass die Wechseljahre (und ihre hormonellen Änderungen) nicht erst wie bisher beschrieben um die fünfzig starten, sondern schon viel früher: Der Rückgang der Hormone hat seine erste vorbereitende Phase (**Prämenopause**) bereits vom 35. bis 42. Lebensjahr. In diesem Alter gehen die Eisprünge zurück. Damit geht die Fruchtbarkeit allmählich verloren, weil immer seltener ein Gelbkörper entsteht, die Progesteronproduktion versiegt – und damit gehen auch alle Progesteronwirkungen zurück. Es entsteht ein zunehmendes Progesterondefizit – und damit ein Missverhältnis der Geschlechtshormone, weil das Östrogen in dieser Phase noch normal hoch ist, aber das Progesteron zunehmend sinkt. Dieses Alter ist für die Gesundheit der Frau eine große Herausforderung, weil durch den Wegfall des schützenden Progesterons nicht nur Erkrankungen der weiblichen Organe (Zysten, Myome, Polypen, Krebs etc.) leichter entstehen und wachsen können, sondern auch die energetisierende, ausgleichende und antientzündliche Wirkung von Progesteron wegfällt: Es kommt vermehrt zum prämenstruellen Syndrom (PMS), oft gepaart mit dem Reizdarm- bzw. Irritable-

Bowel-Syndrom (IBS, viele Frauen sagen: »Mein Darm spinnt«) und einem instabilen Zyklus. Dazu gesellen sich häufig vermehrte und länger dauernde Entzündungen, unklare wechselnde Schmerzen und Stimmungsschwankungen, zunehmende Müdigkeit bei gleichzeitigen Schlaf- und Konzentrationsstörungen.

Die erste Phase des Hormonverlustes (der Wechseljahre), die **Prämenopause**, fällt also in die Jahre zwischen dem 35. und 42. Lebensjahr und hält an bis zur Menopause.

Um das 50. Lebensjahr fällt dann zusätzlich zum bereits länger verlorenen Progesteron auch noch abrupt der Östradiolspiegel ab – oftmals innerhalb weniger Wochen.

Das löst die bekannten typischen Wechseljahresbeschwerden aus wie Hitzewallungen, trockene Schleimhäute, Haarausfall, Verlust der Lebensfreude und der Libido, Einschränkungen der Denk- und Merkfähigkeit (Fogginess: Nebel im Kopf).

Ungefähr ein Drittel der Frauen merkt eher wenig von diesen Beschwerden, ein Drittel leidet mittel bis stark darunter, und ein Drittel hat sehr ausgeprägte bis schlimmste Wechseljahresbeschwerden. Diese Beschwerden beschreiben also die zweite Phase des Hormonverlustes, die eigentliche **Menopause** (das Erlöschen der Blutung).

Daran schließt sich nun das »zweite Leben der Frau« an, das Leben nach der Blutung: die **Postmenopause.** Dieser bis zum Lebensende anhaltende Abschnitt ist geprägt vom Mangel an Progesteron (bereits seit dem 35.–42. Lebensjahr) sowie nun zusätzlich auch noch von einem Mangel an Östrogenen (seit dem Versiegen der Blutung). Dies ist nicht etwa nur vorübergehend, sondern die Hormondrüsen haben sich altersbedingt erschöpft und ihren Dienst eingestellt. Deshalb ist auch keine Besserung oder gar »Heilung« zu erwarten. Die Hormone bleiben im Keller – und die Frau muss lernen, irgendwie mit dieser nun lebenslang anhaltenden **Hormonmangelsituation** zurechtzukommen.

Prostata und prostataspezifisches Antigen (PSA)

Die Prostata (Vorsteherdrüse) hat ungefähr die Größe einer Kastanie und liegt zwischen Anus und Blase/Hoden in der Tiefe innerhalb des Damms. Deshalb kann die Prostata gut vom Enddarm her getastet werden. Die Samenbläschen bilden eine Flüssigkeit (Sekret), die den Spermien auf ihrer Reise als Nahrung dient und ungefähr zwei Drittel des Spermas (Ejakulat) ausmacht. Außerdem stellt die Prostata ein Enzym (prostataspezifisches Antigen = PSA) her, welches das Ejakulat flüssiger macht und bei Erkrankungen wie z. B. Prostatakrebs vermehrt gebildet wird.

Günstig für die Prostata wäre eine regelmäßige (z. B. einmal wöchentliche) Entleerung (Samenerguss). Denn die sehr derbe Kapsel, die die Prostata umgibt, verhindert, dass die Prostata nach außen nachgibt, wenn sich das Sekret in ihr staut. Kommt es aber zu selten zu einem Samenerguss, dann erhöht das gebildete Sekret den Druck in der Drüse. Das führt zu (meist gutartigen) Verhärtungen der Prostata, die man als Höcker tasten kann: die *benigne Prostatahyperplasie BPH.*

Vor und während einer Behandlung mit Testosteron sollte der **PSA-Wert** bestimmt werden. Dieser misst die Konzentration der Antigene gegen Prostatagewebe, die dann vermehrt gebildet werden, wenn die Prostata z. B. im Rahmen einer Entzündung oder einer Gewebeveränderung »aktiviert« wird. Insofern zählt der PSA-Wert zu den Tumormarkern. In dieser Funktion ist er allerdings umstritten, weil er nicht nur bei einem Tumorwachstum ansteigt, sondern immer dann, wenn die Drüse in irgendeiner Weise »aktiviert« wird. Also z. B. auch bei Entzündungen oder vermehrtem Druck auf die Drüse, beispielsweise durch Radfahren oder bei zu langem Sitzen. In der Praxis ist der PSA-Wert aber eine gute Orientierung.

Wichtig: Der PSA-Wert ist **altersabhängig** und steigt mit zunehmendem Alter an. Wenn dies nicht beachtet wird, kommt es zu falschem Alarm, was den betroffenen Mann in große Nöte stürzen kann.

Progesteron – das Schutzhormon des Mannes

Progesteron wirkt in vielfacher Hinsicht ausgesprochen günstig auf die Prostata. Zum einen hat Progesteron bekanntlich eine **antientzündliche Wirkung**. Nachdem die Mehrheit der Prostataerkrankungen ihren Ausgang oft in unmerklichen stillen Entzündungen *(silent inflammation)* der Prostata (Prostatitis) nehmen, kann diese Entzündungsneigung effektiv mit Progesteron reduziert oder ganz beseitigt werden.

Zweitens **bremst** Progesteron natürlicherweise die **Bildung von DHT** aus Testosteron (siehe Kapitel »Testosteron und DHT«, S. 48) und reduziert damit die Vergrößerungsneigung der Prostata. Es liegt dann zwar ein hoher Testosteronspiegel vor, aber im Verhältnis dazu ein niedriger DHT-Spiegel, was die Prostata schützt. Das ist auch ein wesentlicher Grund für die Beobachtung, dass junge Männer mit sehr hohem Testosteronspiegel sehr selten Probleme mit der Prostata haben, weil die hohen Testosteronspiegel durch den ebenfalls hohen Progesteronspiegel daran gehindert werden, überproportional zu DHT umgewandelt zu werden.

Wenn aber altersbedingt das Progesteron absinkt, geht dieser bremsende Effekt immer mehr verloren, und der DHT-Spiegel wird im Verhältnis zum Testosteronspiegel relativ zu hoch. Es ist also **nicht** etwa ein zu hoher Testosteronspiegel krankheitsauslösend, sondern ein zu niedriger Progesteronspiegel. Hier kann die RIMKUS®-Therapie sowohl therapeutisch als auch vorbeugend ansetzen durch das Wiederauffüllen des Progesteron.

Drittens kann Progesteron Zellveränderungen direkt bekämpfen, indem es die **Apoptose** (den programmierten Zelltod) von veränderten Zellen **aktiviert.** Dieser Effekt verstärkt sich noch, wenn genügend Östrogene vorhanden sind. Damit wird auf natürliche Weise die Gefahr für Erkrankungen der Prostata verringert.

Prostatavergrößerung und Prostatakrebs

Gemäß einer bewährten Faustformel haben 50 Prozent der 50-jährigen und 80 Prozent der 80-jährigen Männer eine vergrößerte Prostata. Meist handelt es sich dabei um eine altersbedingte Vergrößerung, die entweder gutartig ist oder sich als ein sehr langsam wachsender »Haustierkrebs« zeigt. Damit kann ein Mann in aller Ruhe alt werden. Nur in seltenen Ausnahmefällen ist die Ursache ein bösartiger »Raubtierkrebs«, der spezifisch behandelt werden sollte. Aber auch hier sind aggressive Therapien in der Regel nicht gerechtfertigt. Oft können alternative Verfahren eingesetzt werden. Human-identische Hormone bieten sich dabei als eine sehr hilfreiche **ursächliche** Therapie an, die allein oder in Kombination mit anderen Verfahren angewendet werden kann.

WEITERE WICHTIGE VITAMINE UND HORMONE

Vitamin D3

Möglicherweise fragen Sie sich, weshalb hier ein Vitamin genannt wird, wo es doch eigentlich um Hormone geht. Doch Vitamin D3 (Cholecalziferol) ist ebenfalls ein Steroidhormon. Es hat nämlich den gleichen Molekülaufbau und ähnlich umfangreiche Wirkungen wie die anderen Steroidhormone.

Als **»Steuermann« des Immunsystems** hat es besonders wichtige Funktionen. Es

- ist vor allem für seine Wirkung auf den Knochenstoffwechsel bekannt,
- ist entscheidend an der körpereigenen Abwehr bis hin zur Zerstörung von Krebszellen beteiligt und reduziert damit ganz natürlich das Risiko für viele Arten von Krebs,
- macht gute Laune,
- senkt das Risiko für Multiple Sklerose (Entzündung im zentralen Nervensystem) und Diabetes mellitus (Zuckerkrankheit),
- wird in der Haut unter Sonneneinstrahlung gebildet (**»Sonnenhormon«**).

Für **Vitamin D3** gibt es zwei **unterschiedliche** Normen: Die alte Norm berücksichtigt nur die günstige Wirkung auf den Knochenstoffwechsel. Es geht dabei um die Vermeidung von Osteoporose sowie von Knochenentwicklungsstörungen wie die früher häufige Rachitis (z. B. »Trichterbrust«). Der Normwert hierfür beträgt **20–30 ng/ml.** Hintergrund: Vitamin D hemmt die Sekretion von Parathormon PTH in der Nebenschilddrüse. Wenn zu wenig Calcium vorhanden ist, dann steigt das Parathormon an, um Calcium aus den Knochen zu lösen. Damit kann es zu einer Auswaschung (Demineralisation) der Knochen kommen. Vitamin D wirkt dem entgegen.

Die neue Norm (**50–100 ng/ml**) berücksichtigt hingegen auch die vielen weiteren Wirkungen, die teilweise erst in den letzten Jahren entdeckt wurden, wie den günstigen Einfluss von Vitamin D3 auf das Abwehrsystem, gegen Krebszellen und Bakterien, für gute Laune etc. Wir arbeiten mit der neuen Norm.

Vitamin K

In den letzten Jahren ist Vitamin K neben Vitamin D3 in den Fokus gerückt, weil es ebenfalls am Knochenstoffwechsel beteiligt ist. Im Gegensatz zu Vitamin D3 hat es jedoch keine hormonähnliche Struktur. Vitamin K wird mit der Nahrung aufgenommen und auch von Darmbakterien gebildet und liegt in zwei Formen – K1 und K2 – vor. Als K1 ist es an der Blutgerinnung und als K2 am Knochenstoffwechsel beteiligt, wobei es als eine Art Calciumregulator (Co-Faktor) fungiert. Substituiert werden zwei Formen: K1 zur Unterstützung der Blutgerinnung, das vor allem aus Pflanzen gewonnen wird, und K2, vornehmlich aus tierischen Quellen stammend, zur Verbesserung des Knochenstoffwechsels. Aktuell wird kontrovers diskutiert, ob und in welchem Maß Vitamin K für den Knochenstoffwechsel zugeführt werden kann oder soll. Durch

Cumarine (Gerinnungshemmer, »Blutverdünner«) kann in der Leber unerwünscht der Effekt von Vitamin K blockiert werden. In diesem Fall funktioniert die Blutgerinnung nicht mehr richtig, und eine Blutung kommt nicht mehr zum Stillstand.

Im Rahmen der RIMKUS®-Methode halten wir es so, dass Vitamin K bei nachgewiesenen Störungen des Knochenstoffwechsels (Osteoporose) zusätzlich zugeführt werden KANN. Dies geschieht vor allem dann, wenn bei einem nachweislich guten Vitamin-D-Spiegel über mindestens zwölf Monate noch keine Besserung einer Osteoporose/Osteopenie (Knochenschwund/Knochenminderung) erreicht wurde.

Die Schilddrüsenhormone

Jetzt fragen Sie sich vielleicht, warum hier nach Vitamin D und Vitamin K nun auch noch von den Schilddrüsenhormonen die Rede ist, wo das Buch doch eigentlich von Sexualhormonen handelt. Tatsächlich gibt es aber Wechselwirkungen: Progesteron ist bekanntlich zuständig für die Aktivierung der werdenden Mutter (siehe Kapitel »Progesteron«, S. 46), und das geschieht auch über eine Erhöhung der Empfindlichkeit für Schilddrüsenhormone. Es kann also bei höheren Progesteronspiegeln zu einer **Pseudo-Hyperthyreose** kommen: zu Symptomen, wie sie auch von einer Schilddrüsenüberfunktion (Hyperthyreose) verursacht werden.

Die Schilddrüse ist zuständig für die Regulation des Stoffwechsels, also der inneren Verbrennung, damit dem Körper stets ausreichend Energie zur Verfügung steht. Die Bildung der Schilddrüsenhormone funktioniert nach dem Prinzip des Regelkreises: Wenn im Blut zu wenig Hormone zirkulieren, dann führt dies zu vermehrter Bildung des Stimulationshormons (Thyreoidea-stimulierendes Hormon: TSH), der TSH-Spiegel steigt also an und bewirkt die vermehrte Bildung des »aktiven Hormons« fT3 aus dem »Vorratshormon« fT4. Mit dieser intelligenten Steuerung wird über die vermehrte Bildung von TSH »automatisch« der Hormonspiegel angehoben, wenn er vorher gesunken war.

fT4 (Thyroxin) ist also das Vorratshormon, aus dem das aktive Hormon **fT3 (Thyronin)** gebildet wird. **TSH (Thyreoidea-stimulierendes Hormon)** ist das Regulationshormon, das in der Hirnanhangsdrüse (Hypophyse) gebildet wird und die Umwandlung von fT4 zu fT3 stimuliert.

Ein erhöhtes TSH führt also zu vermehrter Bildung von fT3 (aktives Hormon) aus fT4 (Speicherhormon) und damit zum Anstieg des aktiven Hormons fT3 (und Sinken des fT4).

Fehlfunktionen der Schilddrüse

Unter bestimmten Umständen bildet der Organismus **Auto-Antikörper** gegen das Schilddrüsengewebe. Diese Antikörper steigen also an, wenn eine Autoimmunerkrankung vorliegt. Die häufigste Form der Autoimmunerkrankung der Schilddrüse ist die **Hashimoto-Autoimmunthyreoiditis**, kurz Hashimoto.

Werden zu viele Schilddrüsenhormone gebildet, spricht man von einer **Schilddrüsenüberfunktion (Hyperthyreose)**. Dabei kommt es durch die vermehrte Bildung aktiver Schilddrüsenhormone zu einer erhöhten inneren Verbrennung, wodurch dem Organismus vermehrt Energie bereitgestellt wird. Der Mensch wird aktiv bis hochaktiv, manchmal auch zappelig und nervös, es können zudem Atemnot, Gewichtsabnahme etc. auftreten.

Wenn bereits Schilddrüsenhormone eingenommen werden, dann sollte in diesem Fall die Dosis reduziert werden. Ist dies nicht der Fall, liegt eine Überfunktion (Hyperthyreose) der Schilddrüse vor, die von einem entsprechenden Facharzt genauer diagnostiziert und behandelt werden muss.

Werden zu wenig Schilddrüsenhormone gebildet, dann spricht man von einer **Schilddrüsenunterfunktion (Hypothyreose)**. Die innere Verbrennung, also der Energieverbrauch, geht zurück, dem Organismus steht weniger Energie zur Verfügung. Die Folge sind Müdigkeit, Trägheit, teigige Haut, Verstopfung und oft auch eine Gewichtszunahme.

Wenn solche Beschwerden auftreten, sollten die Schilddrüsenwerte bestimmt und gegebenenfalls Schilddrüsenhormone zugeführt werden.

Fehlbehandlung der Schilddrüse aus Unkenntnis (Konversionsstörung)

Leider ist kaum bekannt, dass nicht nur das Vorratshormon (fT4, Thyroxin), sondern auch das eigentlich aktive Hormon (fT3, Thyronin) eingenommen werden kann (oder sollte das am deutlich höheren Preis für fT3 liegen?). Diese Unkenntnis hat weitreichende Konsequenzen: In der Regel wird bei Schilddrüsenschwäche/-unterfunktion fT4 (Thyroxin) verschrieben, und sowohl Arzt als auch Patient gehen dann davon aus, dass die Schilddrüse nun gut behandelt ist. Das trifft aber oft nicht zu, weil es erstaunlich häufig eine **Störung** in der Umwandlung von fT4 zu fT3 gibt **(Konversionsstörung)**. Dadurch kann das aktive Schilddrüsenhormon fT3 nicht oder nur vermindert gebildet werden, es entsteht stattdessen das weitgehend unwirksame reverse T3 (rT3). Die Folge: Die Beschwerden gehen nicht zurück, sondern der Patient nimmt z. B. weiter zu (trotz behandelter Schilddrüse) und ist entsprechenden Verdächtigungen wegen angeblich undisziplinierten Essverhaltens ausgesetzt. In Wirklichkeit ist aber die Verbrennung wegen des Hormonmangels reduziert, obwohl sich der Patient möglicherweise genauestens an die Diätvorschriften hält.

Damit wird großes und oft lebenslanges Leiden verursacht, das eigentlich sehr einfach zu beheben wäre.
Richtig behandeln kann man eine Konversionsstörung aber nur, wenn **vorher** die Diagnose zumindest einmal korrekt gestellt wurde. Dazu genügt es **nicht,** nur das TSH zu messen (siehe oben), sondern es müssen auch fT3 und fT4 bestimmt werden.
Wenn zur Therapiekontrolle Hormonspiegelkontrollen gemacht werden und an die Möglichkeit einer **Konversionsstörung** gedacht wird, dann sieht man, wenn trotz Gabe von Thyroxin (fT4) das aktive Hormon Thyronin (fT3) **nicht** ansteigt. In diesem Fall ist die Verordnung des aktiven Hormons (fT3, Thyronin) gerechtfertigt.

EINSATZGEBIETE DER RIMKUS®-THERAPIE

Die Wechseljahre der Frau

Wechseljahresbeschwerden treten typischerweise beim Übergang vom ersten in den zweiten Lebenskreis (siehe Abschnitt »Die Menopause«, S. 51) auf, also zwischen dem 42. und dem 49. Lebensjahr. Die ersten Symptome des Verlusts von Sexualhormonen sind manchmal aber bereits **ab dem 35. Lebensjahr** spürbar, wenn die Eisprünge seltener werden und dadurch der Progesteronspiegel abfällt (weil kein Gelbkörper mehr gebildet wird). Diese Phase nennt man **Prämenopause.** In der Regel geht es los mit

- zunehmendem prämenstruellem Syndrom (PMS)
- unregelmäßigen Blutungen
- Reizdarm/Irritable Bowel Syndrome (IBS).

Allmählich kommen dazu:

- Stimmungsschwankungen
- Schlafstörungen
- zunehmende Erschöpfung/Müdigkeit
- mangelnde Tatkraft, Unentschiedenheit, Konzentrationsstörungen, »Fogginess« = Nebel im Kopf

- schwindende Stressresistenz
- zahlreiche »Zipperlein«; es zwickt überall, aber der Arzt »findet nichts«
- das Bindegewebe verliert Festigkeit und Spannkraft, wird schlaffer
- nachlassende Stoffwechselaktivität (evtl. Gewichtszunahme)
- abnehmende Empfindlichkeit für Schilddrüsenhormone
- schwächere Immunabwehr, steigende Erkrankunsneigung
- Zunahme von Zellveränderungen.

Weil zunehmend Progesteron fehlt, entsteht vermehrt Stress für den Körper. Um das auszugleichen, steigt zunächst der Cortisolspiegel an (Cortisol: Stressbewältigung, Schmerzunterdrückung, antientzündliches Hormon …). Nachdem aber Cortisol in der Nebenniere aus Progesteron hergestellt wird, sinkt in der Folge das Cortisol ab als Zeichen einer Nebennierenerschöpfung. Für Aldosteron (Wasserhaushalt, Blutdruckregulation …) sehen wir einen ähnlichen Mechanismus: Wenn der Progesteronspiegel sinkt, wird auch weniger Aldosteron gebildet.

- Mit dem **Ausbleiben der Blutung**, der **Menopause** (in Deutschland statistisch im **51. Lebensjahr**), fällt nun auch die Östrogenproduktion endgültig aus – und so fühlen sich viele Frauen um die fünfzig auch: Ihr Selbstbild als Frau gerät ins Wanken und kann verloren gehen (»Verlust der Weiblichkeit«).
- Die weiblichen Attribute (Brust, Taille, Gesäß, Genitale …) bilden sich zurück.
- Die Temperaturregulation des Körpers gerät durcheinander (Hitzewallungen, Schwitzen, Frieren).
- Die Sinnlichkeit (auch in Bezug auf Essen oder Gerüche) und die »emotionale Tönung« lassen nach, manche Frau fühlt sich wie innerlich abgestumpft.

- Es kommt zur Eintrübung der Lebensfreude bis hin zu Depression: Nichts berührt einen mehr, die Gefühle scheinen zu verflachen …
- Die innere Leichtigkeit und Lebendigkeit gehen zunehmend verloren.
- Frau ist häufiger müde.
- Die Libido geht zurück, evtl. ganz verloren.
- Die Schleimhäute (Genitale, Mund, Augen, Nase, Ohren, Darm, aber auch Gelenke) werden trockener, die entsprechenden Funktionen lassen nach.
- Haut und Haare verlieren an Glanz und Seidigkeit, die Haut wird trocken.
- Der Haarwuchs lässt nach (auch am Genitale; evtl. bis zum totalen Haarausfall).
- Es bilden sich vermehrt Falten.
- Die Elastizität geht verloren (auch psychisch).
- Es kommt zu Störungen des Fettstoffwechsels mit Vermehrung des Bauchfetts.
- …

Dieser Hormonmangel bleibt nun bis zum Lebensende bestehen, er erholt sich nicht wieder. Wie denn auch? Die Hormondrüsen haben sich altersbedingt erschöpft und ihren Dienst eingestellt. Die Frau kann sich nur entweder an den Mangel und seine Auswirkungen gewöhnen – oder eben Hormone zuführen.

Die Wechseljahre des Mannes

Natürlich sind auch Männer nicht frei von einem altersbedingten Hormonverlust. Allerdings gibt es unter Experten heftige Auseinandersetzungen, ob das vergleichbar ist mit den Wechseljahren der Frau. Auch über die richtige Bezeichnung bestehen sehr unterschiedliche Auffassungen. Die »Wechseljahre des Mannes«, auch als Andropause oder PADAM (partielles Androgendefizit des alternden Mannes) bezeichnet, sind ein sehr umstrittener Begriff. Während die Wechseljahre der Frau klar erkennbar sind (durch abfallende Hormonspiegel und schließlich Versiegen der Monatsblutung um das 50. Lebensjahr), fehlt eine solche weitgehend anerkannte Definition für den Mann. Einige ärztliche Kollegen sind gar der Ansicht, dass es die Wechseljahre des Mannes überhaupt nicht gibt.

Wenn Männer älter werden, spüren sie oft ähnliche Symptome wie Frauen nach den Wechseljahren, diverse »Zipperlein« stellen sich ein. Aber weil sich der Abfall der Hormonspiegel bei ihnen über Jahrzehnte hinzieht, werden die Beschwerden nur selten in Zusammenhang mit Hormonen gebracht. Die meisten Studien gehen beim Mann von einem Rückgang der Hormonbildung von 1 bis 3 Prozent pro Jahr ab dem 25. bis 35. Lebensjahr aus. Das bedeutet im statistischen Durchschnitt eine Verminderung der Hormonproduktion um 40 Prozent bei einem Mann im Alter von 45 bis 50 Jahren und um 60 Prozent bei einem 55- bis 60-jährigen Mann.

Allerdings beschreiben die Begriffe Andropause und PADAM nur Teilaspekte dieses Hormonverlusts, nämlich nur den Rückgang der Androgene (Testosteron) – als ob Männer nur Androgene hätten! Aber Männer bilden (und brauchen) – ebenso wie Frauen – alle Geschlechtshormone. Daher plädieren wir im Hormon-Netzwerk für den Begriff **Wechseljahre des Mannes** – in Analogie zu den Wechseljahren der Frau.

Die Behandlung der Wechseljahre des Mannes folgt den gleichen Prinzipien wie die Behandlung der Wechseljahre der Frau: Es werden zunächst die Hormonspiegel bestimmt, dann erfolgt die Verschreibung eines individuell dosierten Homronrezeptes. Der

Erfolg der Behandlung wird durch laufende Kontrolle der tatsächlich erreichten Hormonspiegel und entsprechende Dosisanpassungen sichergestellt.

Kinderwunsch

Die Offenheit für Kinder ist zentraler Bestandteil der meisten Zweierbeziehungen und liegt von der Natur des Menschen her nahe: Nicht zuletzt sind die natürlichen Mechanismen der Sexualität auf Fortpflanzung ausgelegt. Von daher ist der Wunsch nach Kindern ganz natürlich.

Entgegen der öffentlichen Wahrnehmung werden heutzutage nicht weniger Kinder geboren, sondern die Mütter lassen sich nur deutlich mehr Zeit mit dem Kinderkriegen. Im Jahr 2016 waren die Mütter beim ersten Kind im Schnitt bereits 31 Jahre alt – im Unterschied zu 1972, als sie das erste Kind mit 23 Jahren bekamen.

Damit eine Frau schwanger werden kann, muss ein befruchtungsfähiges Ei vorhanden sein, sie muss also (noch) Eisprünge haben. Nun lassen aber diese ab dem 35. Lebensjahr nach, und deshalb geht die Fruchtbarkeit der Frau in der Regel im Alter zwischen 35 und 42 Jahren zurück. Es kommt zu einer Überschneidung von immer späterem Kinderwunsch (beispielsweise durch lange Ausbildungszeiten und den Wunsch, zunächst im Beruf Fuß zu fassen) und abnehmender Fruchtbarkeit. Die zunehmende Zahl von Kinderwunschpraxen und Kinderwunschkliniken zeugt davon.

Überaus bedeutsam für Schwangerschaft und Kinderwunsch ist aber auch **die innere Einstellung, die »Gestimmtheit«** einer Frau: Wenn eine Frau z. B. wegen hoher beruflicher Belastung über Jahre eine Macherin war und »ihren Mann stehen musste«, dann bedarf es einer grundlegenden Umstimmung und Umstellung auf den zutiefst weiblich-rezeptiven (empfangenden) Vorgang des »Schwangerwerdens«. Das früher gebräuchliche Wort von der »Empfängnis« zeugt noch davon. Dabei geht es nicht um ein »Machen«, sondern immer um ein »Lassen«, ein Zulassen. So kann ein sehr starkes direktives Wollen dem Empfangen sogar unmittelbar im Weg stehen. Hier erscheinen uns neben einer möglichen hormonellen Unterstützung oftmals wiederholte Coaching-Gespräche und möglicherweise auch Änderungen im Lebensstil (Berufswechsel oder -pause) erforderlich.

Sind eine Frau und ihr Partner gesund und auf eine Empfängnis eingestimmt, spricht nichts dagegen, die natürliche Entwicklung und Reifung von Follikeln im Rahmen einer sogenannten sequenziellen Behandlung (siehe S. 148) zu unterstützen und anzuregen.

Wir können uns bei der Kinderwunsch-Therapie gut am Alter der Frau orientieren: Vom 35. bis 42. Lebensjahr liegt die ansteigende Rate schlechter Eibläschen (Follikel) noch unter 25 Prozent. In diesen Jahren kommt es aber zum schnellsten natürlichen Abfall der Fruchtbarkeit. In dieser Lebensphase macht es also gegebenenfalls noch am meisten Sinn, eine Kinderwunschbehandlung durchzuführen.

Ab dem 42. Lebensjahr geht die Fehlbildungsrate der Follikel dann hoch auf über 60 Prozent und steigt mit 50 auf annähernd 100 Prozent. Damit wird eine Kinderwunschbehandlung ab 42 deutlich schwieriger und risikoreicher, und man sollte gut abwägen, ob ein möglicher Erfolg das Risiko wert ist.

Lust und Liebe

Die **Libido** (das sexuelle Verlangen) **von Frauen** unterliegt hochkomplexen Mechanismen, an denen zahlreiche körperliche und emotionale Vorgänge, aber auch soziale Faktoren beteiligt sind.

Was die Hormone angeht, spielt das Östrogen eine zentrale Rolle in Bezug auf Sinnlichkeit und Libido, es hat eine direkte

Wirkung auf Psyche und Emotionen. Körperlich stimuliert Östrogen die Schleimhäute des Genitale und fördert die Durchblutung.

Liegt ein Östrogenmangel vor, geht die Sinnlichkeit (und damit meist auch die Libido) zurück; häufig kommt es zu trockener oder dünnerer Schleimhaut, sodass Geschlechtsverkehr schwierig oder nur unter Schmerzen möglich ist.

Zudem hat Östrogen eine unmittelbare Wirkung auf Stimmung und Wohlgefühl, auch was das Erleben und die Freude am eigenen Körper angeht. In den fruchtbaren Jahren verursacht der Anstieg des Östrogenspiegels vor dem Eisprung gewissermaßen das Ausfahren der Antenne zur Suche nach einem passenden Partner für die Fortpflanzung. Wenn aber Östrogen fehlt, ist die Antenne nicht ausgefahren, und selbst der attraktivste Mann löst kaum Reaktionen aus, weil die Frau nicht »auf Empfang« ist. Wobei die Wahrnehmung von männlicher Attraktivität mit der hormonellen Situation der Frau schwankt: Um den Eisprung herum – also bei hohem Östrogenspiegel (und der Möglichkeit, schwanger zu werden) – erscheinen »männlichere« muskulösere Männer mit kantigeren Gesichtszügen attraktiver (Typ: »sportlicher Liebhaber«), in anderen Zyklusphasen eher Männer mit weniger ausgeprägten Gesichtszügen (Typ »zuverlässiger, verständnisvoller Vater«). Auch der soziale Status des Mannes spielt in dieser Phase wohl eine größere Rolle.

Sobald also der Östrogenspiegel auf den Eisprung hin ansteigt, entsteht dadurch eine erste grundlegende hormonelle Bereitschaft für eine sexuelle Begegnung. Die »erste Hürde« (innere Gestimmtheit) ist überwunden. Männer werden binnen Millisekunden auf ihre sexuelle Attraktivität hin gecheckt. Ist das Ergebnis positiv, ist auch die »zweite Hürde« auf dem Weg zu einer intimeren (sexuellen) Begegnung genommen: Dieser konkrete Kandidat käme eventuell infrage.

Dabei ist der Östrogenspiegel aber keine feststehende Größe, sondern wird durch die persönlichen Reaktionen auf die Begegnung laufend mitbestimmt: Östradiol hat eine sehr kurze Halbwertszeit, die vorhandene Menge im Blut wird innerhalb einer Dreiviertelstunde zur Hälfte abgebaut. Mit dem Abbau des vorhandenen Östrogens nimmt auch das Interesse der Frau ab – es sei denn, der persönliche Kontakt mit dem Mann aktiviert eine neue Östrogenbildung (»die Chemie stimmt«) und der Hormonspiegel steigt weiter an (der Abbau wird vom Anstieg überkompensiert): Dann nimmt ihre Bereitschaft weiter zu.

Bevor die Frau zu sexuellem Kontakt bereit ist, müssen aber weitere hochkomplexe Differenzierungen stattfinden. Immerhin kann eine sexuelle Begegnung potenziell zu einer Schwangerschaft führen; also muss die Frau (in der Regel unbewusst) klären, ob der Mann auch wirklich für eine eventuelle Vaterschaft infrage kommt. Damit befinden wir uns aber auf der Ebene des Progesterons (Mutterschaftshormon, das für Geborgenheit, Sicherheit steht). Hierzu zählen Kriterien wie Zuverlässigkeit, wirtschaftliche Basis, auch geistige Präsenz, Intellekt, gesellschaftliche Stellung und natürlich weiterhin die körperliche Attraktivität (neben »Schönheit« vor allem die Körpergröße). Aber dazu gehören auch der Geruch und eigene weitere Reaktionen der Frau auf die Begegnung mit diesem spezifischen Mann, die mit vielen anderen emotional getönten Erlebnissen z. B. auch aus der Kindheit verbunden sein können.

All dies spielt sich bei einer persönlichen Begegnung zwischen Mann und Frau im Hintergrund ab, und nur wenn die zusammenfassende Beurteilung seitens der Frau überwiegend positiv ist, wäre sie generell bereit. Um sich dann auch tatsächlich weiter zu öffnen, muss noch das Stressniveau sinken und abgelöst werden durch Gefühle von Geborgenheit und Sicherheit: Ent-Spannung und Vertrauen.

Wird mit dem zunehmenden »Ja« dann auch noch zusätzlich **Testosteron** ausgeschüttet, erzeugt das sexuelle Erregung, u. a. mit einer stärkeren Durchblutung der Genitalien: Die Libido steigt an.

Allerdings haben sich in der ärztlichen Praxis die Erwartungen, allein durch Testosterongabe das sexuelle Verlangen von Frauen anregen zu können, nicht bestätigt. Wirklich überraschen kann das aber nicht, wenn an die Komplexität der weiblichen Libido gedacht wird.

In der Beratung zeigt sich immer wieder, dass viele Frauen selber gar nicht so genau wissen, was ihnen gefällt, oder nicht darüber sprechen wollen oder können. Wenn Frauen Probleme mit ihrer Libido haben, dann kann das neben vielfältigen hormonellen Ursachen auch an mangelndem Vertrauen liegen, an persönlichen spezifischen Erfahrungen und auch an sehr unterschiedlichen soziokulturellen Gründen.

»Viagra® für die Frau«?

Die Pharmaindustrie hat das Verkaufspotenzial von libidosteigernden Präparaten auch für Frauen längst entdeckt und verschiedene Mittel unter dem Stichwort »Viagra für die Frau« auf den Markt gebracht.

Flibanserin (Addyi®) ist seit vier Jahren in den USA zur Therapie von **HSDD (Hypoactive Sexual Desire Disorder)** zugelassen. Ursprünglich wurde es zur Behandlung von Depressionen entwickelt, zeigte aber keine oder kaum eine positive Wirkung. Auch für die Behandlung von mangelnder Libido ist die Wirksamkeit nicht bestätigt. Zudem wird von vielen Experten bezweifelt, ob das Nachlassen der Libido überhaupt eine Krankheit im eigentlichen Sinn darstellt und ob HSDD nicht nur ein künstliches Gebilde ist, um ein Medikament verkaufen zu können.

Tibolon (Liviella®) ist ein synthetisches Hormon, das gewisse östrogene, androgene und progestagene Wirkungen aufweist. Damit wird es zur Behandlung von Wechseljahresbeschwerden eingesetzt, wie z.B. Hitzewallungen und Schwitzattacken (= vasomotorische Probleme) und zur Verbesserung der Stimmungslage, der Libido und des Wohlbefindens. Bei Verwendung dieses Mittels ist allerdings mit den typischen unerwünschten Wirkungen und Risiken zu rechnen, die alle synthetisch veränderten oder – wie in diesem Fall – vollsynthetisch hergestellten hormonähnlichen Präparate haben. Ebenfalls aus den USA kommt der Trend, bei HSDD (Libidomangel) großzügig ggf. auch Bupropion = Elontril® (D, A), Wellbutrin® (A, CH, L), Zyban® (D, A, CH), Forfivo XL® (USA, 450 mg) und Generika als Libido-Pille einzusetzen. Eigentlich ist Bupropion ein Mittel gegen Depressionen und zum Nikotinentzug. Es wirkt auf Botenstoffe des Gehirns ähnlich wie Amphetamine (Stimulations- und Aufputschmittel). Insofern kommt es zu einer gewissen anregenden Wirkung. Allerdings stehen diese möglichen positiven Wirkungen in keinem Verhältnis zu den Risiken und Nebenwirkungen wie Mundtrockenheit, Schlaflosigkeit, Benommenheit, Zittern, Angst, Konzentrationsstörungen, Verwirrtheit, Kopfschmerzen, Appetitlosigkeit, Gelenk- und Muskelschmerzen bis hin zum Anstieg von Blutdruck und Herzfrequenz. Aus unserer Sicht ist es wesentlich sinnvoller, die natürliche Hormonversorgung vollumfänglich wiederherzustellen, als synthetische Hormonderivate oder andere (angeblich) libidosteigernde Stoffe mit ihren Risiken zu verwenden. Wir raten also von den oben genannten Mitteln ab und empfehlen stattdessen eine natürliche Behandlung mit human-identischen Hormonen – unter Beachtung des gesamten Umfeldes.

Die **männliche Libido** ist in hormoneller Hinsicht geradliniger und weniger »störanfällig«. Männer haben durch den im Verhälnis zu Frauen zehnfach höheren Testosteronspiegel meist deutlich häufiger sexuelle Gedanken und Reaktionen. Außerdem sind Männer viel leichter über optische Reize zu stimulieren als Frauen. Zudem entfallen bei Männern die zyklusbedingten Schwankungen. Insofern sind insbesondere in jungen Jahren Libido und Erektion für die allermeisten Männer kein Problem, sofern keine körperlichen oder seelischen Erkrankungen vorliegen.

Wenn aber die Hormonspiegel ab Mitte zwanzig/dreißig allmählich abfallen, lässt auch die Libido ganz langsam nach. Oft vollzieht sich das aber so schleichend, dass bei entsprechend unauffällig auftretenden Symptomen selbst Ärzte nur in Ausnahmefällen an einen Zusammenhang mit den Sexualhormonen denken – und wenn, dann wird in der Regel nur das Testosteron bestimmt, was aber lediglich einen Teil der männlichen Sexualität abbildet (siehe Kapitel »Männer und Hormone«, S. 54).

Grundsätzlich gilt aber auch gerade beim alternden Mann, dass die Mechanismen von Sexualität und Erotik hochkomplex sind und vollkommen unterschiedlich erlebt werden können. Hormone bilden zwar die physiologische Voraussetzung, dass etwas passieren kann, aber erzeugen selber keine Erotik.

Beim Mann über fünfzig empfiehlt sich daher, die Sexualhormone durch einen einfachen Bluttest zu überprüfen. Und wenn sich ein Mangel herausstellt, dann kann dieser sehr einfach und praktisch risikofrei mit den human-identischen Hormonen behandelt werden. Damit wird dann die hormonelle Grundlage wiederhergestellt. (Das ist aber noch kein Garant für ein glückliches und lustvolles Liebesleben!)

Ein Testosteronabfall kann bei Männern (und Frauen) durch körperliche Aktivität ein Stück weit kompensiert werden, weil vermehrte Muskelaktivität die Testosteronbildung anregt. Muskulössportliche Männer sind oft sexuell aktiver; das kann im Einzelfall aber auch ganz anders sein. Diese Beobachtung hat vor allem in den USA zu einer überaus großzügigen Verschreibung von Testosteron für Männer und Frauen geführt, als ob damit Erotik und Libido ausgelöst werden könnten.

Die Annahme dahinter ist in etwa so naiv wie die Vorstellung, dass ein Radioapparat selber Musik komponieren könnte. Die Musik tönt zwar durch das Gerät hindurch, aber wird nicht von diesem hergestellt – so wie die Hormone und die körperlichen Gegebenheiten zwar ein Resonanzboden für die Gefühle sind, aber diese nicht erzeugen.

Die Hoffnungen und Verheißungen einer großzügigen Testosterongabe haben sich in der Praxis nicht bewährt, und sie bleibt spezifischen Einzelfällen vorbehalten.

Nicht zuletzt können auch **gesundheitliche Gründe** einen Rückgang oder Verlust der Libido verursachen. Erkrankungen der Nieren, des Herzens, des Stoffwechsels (Diabetes mellitus) oder neurologische und psychische Krankheiten (Depression) können sich negativ auf das sexuelle Begehren auswirken. Ebenso kann Libidoverlust als Nebenwirkung bei bestimmten Medikamenten auftreten (z. B. Blutdrucksenker, Beruhigungsmittel, Neuroleptika oder Antidepressiva). Gegebenenfalls ist in Rücksprache mit Ihrem Arzt der Umstieg auf ein anderes Medikament möglich.

NATURHEILVERFAHREN UND HORMONTHERAPIE

Zu Beginn dieses Kapitels muss ein weitverbreitetes Missverständnis aufgeklärt werden: Naturheilverfahren sind grundsätzlich **nicht** dafür geeignet, einen **echten** alters- oder krankheitsbedingten Hormonmangel wieder aufzufüllen. Denn Naturheilverfahren wirken in erster Linie **regulativ.** Wenn aber z. B. altersbedingt aufgrund von Erschöpfung des Organs (»Ausbrennen«) keine Hormone mehr gebildet werden können, dann führt auch eine vermehrte Stimulation der Hormondrüsen nicht zu einer höheren Hormonproduktion. Das Organ ist schlicht nicht mehr in der Lage, weiterhin Hormone zu produzieren. Insofern ist das Wiederauffüllen der Hormone (Substitution) mit unveränderten human-identischen Hormonen nach RIMKUS® ursächlich hilfreich und sinnvoll. Man kann sogar eine Verminderung der Risiken für jegliche Art von gesundheitlichen Störungen erwarten.

Die Gabe von bio-identischen Hormonen füllt ein Hormondefizit wieder auf und ist insofern eine echte Krankheitsvorbeugung (Prävention). Dazu ein Beispiel: Wenn die Scheibenwaschflüssigkeit in einem Auto aufgebraucht ist, hat es wenig Sinn, den Behälter immer heftiger zu schütteln und zu drücken. Es kann höchstens gelingen, noch ein paar letzte Resttropfen zu aktivieren, aber letztlich muss die Scheibenwaschflüssigkeit nachgefüllt werden, wenn Sie weiter risikoarm Auto fahren wollen.

Kernpunkt einer erfolgreichen Behandlung von Beschwerden in den Wechseljahren/bei Hormonmangelzuständen ist das **Auffüllen** eines **Hormonmangels.** Damit führen wir eine **ursächliche** Therapie durch. Weitere Verfahren können zusätzlich ergänzend eingesetzt werden – nach Kenntnisstand des jeweiligen Arztes und nach Neigung/Vorlieben des Patienten.

Im Folgenden werden solche **ergänzenden** (komplementären) Verfahren aufgeführt, die bei uns in der Praxis und bei anderen RIMKUS®-Therapeuten regelmäßig erfolgreich angewendet werden. Diese Auswahl ist subjektiv und schließt andere Verfahren ausdrücklich **nicht** aus.

Naturheilverfahren haben in Bezug auf hormonelle Störungen und Wechseljahresbeschwerden aber durchaus zwei wichtige (ergänzende) Bedeutungen:

- Naturheilverfahren (NHV) können stimulieren/regulieren und vorübergehend die Restfunktion der Hormonbildung in der Übergangsphase des Hormonabfalls re-aktivieren, wenn diese unregelmäßig wird, allmählich abfällt oder schleppend verläuft (also z. B. in der Prämenopause und bei Regulationsstörungen). Dies kann als **ursächliche** Therapie verstanden werden. Das geht allerdings nur vorübergehend, bis sich die Organfunktion erschöpft hat (die Drüse ist »ausgebrannt«) und damit allmählich ihren Dienst einstellt.
- NHV mildern und behandeln bestimmte Symptome des Hormonmangels, z. B. Salbei übermäßiges Schwitzen und Johanniskraut (z. B. Neurapas balance®) oder Lavendelextrakt (z. B. Lasea®) Stimmungsschwankungen. Dies ist eine **symptomatische** Behandlung, die aber in verschiedenen Fällen sehr hilfreich sein kann, wenn z. B. eine echte Gabe human-identischer Hormone (nach RIMKUS®) nicht möglich oder nicht gewollt ist.

Der psychosomatische Umbruch und die Neuorientierung in den Wechseljahren kann oftmals sehr erfolgreich mit ganzheitlichen naturheilkundlichen Verfahren begleitet werden. Neben einer Psychotherapie oder einem Coaching sind hier u. a. homöopathische Mittel sehr hilfreich. Aber auch mit Neuraltherapie, Akupunktur und pflanzlichen Mitteln können immer wieder Erfolge erzielt werden. Vorschläge für konkrete Maßnahmen finden Sie auf den folgenden Seiten.

Neuraltherapie

Wegen ihrer großen Erfolge ist die Neuraltherapie in meiner Praxis zu einem festen ergänzenden Bestandteil der Hormonbehandlung geworden. Die Neuraltherapie geht auf die Brüder Dr. med. Ferdinand und Dr. med. Walter Huneke und auf Professor Dr. med. Ana Aslan zurück. Wesentlicher Bestandteil der Methode sind die Spritzen (Injektionen) mit sehr dünnen Nadeln, die entweder an den **Ort der Beschwerden** (lat. *locus dolendi* »Schmerzort«) oder an die **Regulationszentren des vegetativen Nervensystems** wie den **Sympathikusnerv oder an parasympathischen Nervengeflechten (Ganglien)** gesetzt werden.

Die Neuraltherapie kann eingesetzt werden zur:

- **Schmerzbehandlung** durch Infiltration der schmerzenden Regionen/Bereiche mit Beschwerden
- **Revitalisierung** (Aufbau/Verbesserung von Energie und Vitalität)
- **Entstörung/Deblockierung** (z. B. von Narben, Störfeldern)
- **Regulation** des vegetativen Nervensystems.

So können beispielsweise typische **Wechseljahresbeschwerden** wie Müdigkeit, körperliche und seelische Instabilität oder auch

Regelbeschwerden und Inkontinenz oft überraschend erfolgreich behandelt werden. Bei **Kinderwunsch** werden häufig in Kombination mit der Hormontherapie nach RIMKUS® hocherfreuliche Erfolge erzielt. Bei Männern ist etwa die **Behandlung der Prostata** oder auch die **erektile Dysfunktion** (Erektionsschwäche) eine bewährte Indikation.

Sehr oft ist eine gezielte Regulationsbehandlung des Vegetativums sinnvoll und erfolgversprechend, um die vegetative Symptomatik (Müdigkeit, Schwäche, Konzentrationsstörung, Schwitzen, Schlafstörung, Unruhe) zu verbessern. Insgesamt wirkt die Neuraltherapie regulativ ausgleichend, aktivierend, vitalisierend und kräftigend. In der Praxis ergänzt eine **symptomorientierte spezifische Neuraltherapie** die allgemeine Grundbehandlung (Basisbehandlung) zur vegetativen Stabilisierung und Revitalisierung (Aufbau) nach RIMKUS®.

Besonders bewährt hat sich in unserer Praxis die Neuraltherapie in Kombination mit:

- PBI (Procain-Basen-Infusion)
- Vitamin C, meist als Infusion
- Eiseninfusionen nach Dr. med. Beat Schaub (www.eisenzentrum.org)
- Pflanzenheilkunde (Phytotherapie), wie z. B.: Kurkumin oder Weihrauchpräparate bei stillen *(silent inflammation)* oder sonstigen Entzündungen, z. B. Prostatitis (Entzündung der Prostata), Harnwegsinfektionen oder anderen Entzündungen weiblicher Organe
- Homöopathie
- Ozon-Sauerstoff-Therapie bei Durchblutungsstörungen, schlecht heilenden Wunden, Vitalitätsverlust, Energielosigkeit, Konzentrationsschwäche, Potenzstörungen, erektiler Dysfunktion, Kinderwunsch
- Neurotropan® (Cholin-Citrat) bei Fehlsteuerung des vegetati-

ven Nervensystems (Stress, Silent Inflammation, chronische Erkrankungen …)
- Zellextrakte, z. B. Ovarium compositum®, Hypophyse, Placenta, Nebenniere, Testis (Hodenextrakt) …
- PRP (Platelet-Rich-Plasma) zur Aktivierung von Gewebsfaktoren, Re-Juvenation (Verjüngung) mit aktivierten körpereigenen Thrombozyten (»Vampirtherapie«).

Traditionelle Chinesische Medizin (TCM)

Akupunktur und sonstige regulativ ausgleichende Behandlungsformen der TCM (Traditionelle Chinesische Medizin) lassen sich gut bei der Regulation von Beschwerden in Zusammenhang mit den Wechseljahren einsetzen. Mit TCM können grundlegende Umstellungen des Wechsels behandelt werden. Tuina, die traditionelle chinesische Massage, wirkt gerade in den Wechseljahren besonders wohltuend, weil dadurch Stauungen und Stockungen – durchaus nicht immer sanft! – ausgeglichen werden können.

Die Wechseljahre im energetischen Konzept der TCM
Aus Sicht der Traditionellen Chinesischen Medizin (TCM) sind die Wechseljahre u. a. gekennzeichnet durch einen Mangel an der Lebenskraft **Chi.** Dieser Mangel hat seine Quelle vor allem in den Verdauungsorganen (Milz-Chi), dem Organ der Mitte und der Blutbildung, das im Rahmen der hormonellen Alterung seine Transformationskraft zur Chi-Bildung aus Nahrung verliert. Obwohl genug Nahrung zugeführt wird, steht weniger Lebensenergie (Chi) zur Verfügung, und das Gewicht geht hinauf. Nach den Prinzipien der TCM muss deshalb der Milz-Chi-Mangel ausgeglichen

werden durch die Stärkung von Milz, Niere und Leber. Eine Nieren-Chi-Schwäche löst ein aufsteigendes Leber-Yang aus, um diesen Mangel auszugleichen. Das führt zu der bekannten »aufsteigenden Hitze« – also zum Schwitzen bei kleinster Anstrengung. Aus traditioneller Sicht liegt also energetisch ein **Energiestau** als Ursache vor. Nach bzw. hinter dem Stau zeigt sich aber eine **Energieleere,** die ihrerseits verantwortlich sein kann für Schlafstörungen, Leistungsabfall, Taubheitsgefühle, Osteoporose etc.

In der Phase der Prämenopause (zwischen dem 35. und 42. Lebensjahr) kann es mittels TCM immer wieder gelingen, Hormonschwankungen und einen vorübergehenden Hormonabfall durch eine Gegenregulation auszugleichen. Auch zur Begleitung und für eine symptomorientierte Behandlung ist TCM/Akupunktur im Einzelfall durchaus sehr hilfreich.

Fazit: Ein echter Hormonmangel kann mit Akupunktur und TCM zwar nicht ausgeglichen werden, aber dessen Wirkungen können erheblich abgemildert werden. Diese Erfahrung aus der laufenden Praxis ist durch Studien belegt.

Pflanzenheilkunde (Phytotherapie)

Die Behandlung mit Pflanzen und Pflanzenextrakten bietet viele unterschiedliche Möglichkeiten.

Von Pflanzen gebildete Hormone (Phytohormone) sind allerdings **nicht** human-identisch und unterscheiden sich in ihrer Detailstruktur teilweise sehr wesentlich von den menschlichen Hormonen. Dennoch können Phytohormone in den menschlichen Hormonrezeptor passen und dort Hormonwirkungen auslösen.

Da es aber **keine** humanen (menschlichen) und auch keine humanidentischen Hormone sind, kommt es zu Abweichungen in der Hormonwirkung, zu Unterschieden bei der Bioverfügbarkeit und zu Änderungen beim Metabolismus (Um- und Abbau) und damit zu unerwünschten Wirkungen und Risiken. Für eine **ursächliche Hormonsubstitution** beim Menschen sind Phytohormone also **nicht geeignet.** Pflanzliche Arzneimittel und pflanzliche Hormone können allerdings zur Behandlung von **Begleitsymptomen** des Hormonmangels erfolgreich eingesetzt werden oder zu Beginn eines entstehenden Hormonmangels: als **begleitende symptomorientierte Therapie.**

Solche begleitenden Phytotherapeutika können sein:

- Pflanzen oder Pflanzenextrakte mit **östrogenähnlicher Wirkung** (Östrogenpflanzen): Salbei, Hopfen, Traubensilberkerze, roter Wiesenklee (Rotklee, *Trifolium pratense*), Granatapfelkerne etc. Fertige Mischung: z. B. Menoflavon®
- Pflanzen oder Pflanzenextrakte mit **progesteronähnlicher Wirkung** (Progesteronpflanzen): Mönchspfeffer oder Keuschlamm *(Agnus castus),* Yamswurzel(extrakt), Soja(extrakt), Frauenmantel *(Alchemilla),* Schafgarbe *(Achillea millefolium)*
- Mittel zur **Behandlung von Blutverlust** (blutbildende Pflanzen): Brennnessel, Vogelknöterich, Löwenzahn, Frauenmantel, Eisenkraut; auch rote Säfte, Rote Bete und/oder grünes Gemüse
- weitere Mittel:
  - zur **Verdauungsregulation (z. B. Reizdarm/Irritable Bowel Syndrome IBS):** Leinsamen und Flohsamen über die östrogenähnlichen Lignane (Schleimstoffe)
  - bei **psychischen Störungen:** Johanniskraut, Baldrian, Hopfen, Melisse, Lavendelextrakt (z. B. Lasea®), Rosenwurz (z. B. Rhodiolan® Loges, Vitango®) etc.
  - diverse Kombinationspräparate (Neurapas balance®, Femibion® und viele andere).

Homöopathie

Die Homöopathie geht zurück auf Samuel Hahnemann. Er entdeckte, dass eine Arznei, die bei einem Gesunden bestimmte Symptome auslöst, genau diese Beschwerden bei einem Kranken heilen kann. Dieses Prinzip wird **Ähnlichkeitsprinzip** genannt: »Ähnliches möge Ähnliches heilen« *(simile similibus curentur).*

Eine umfassende Darstellung der homöopathischen Behandlungsmöglichkeiten würde den Rahmen und die Zielsetzung dieses Buches sprengen. Zur Auswahl des richtigen Mittels, der Potenzierung, Dosierung und Einnahme empfiehlt es sich, eine gute homöopathische Beratung aufzusuchen oder sich entsprechend weiter zu informieren.

In Bezug auf die Potenz eines homöopathischen Mittels gilt grundsätzlich: Je **akuter und somatischer** eine Beschwerde ist, desto **niedriger** soll die Potenz gewählt werden, je **chronischer und »psychischer«** eine Beschwerde ist, desto **höher**. Die höheren Potenzen (ab D12) wirken eher geistig-seelisch auf der Steuerungsebene, die tieferen Potenzen (z. B. D6, D4, D2 oder Urtinkturen) dagegen eher stofflich, körperlich.

Die Wahl des »richtigen« Mittels erfolgt in der Homöopathie nach dem Ähnlichkeitsprinzip. Es geht also darum, das Mittel zu finden, dessen Charakteristik dem Patienten, also seiner Person, und seinen Beschwerden am ähnlichsten ist. Die wichtigste Frage bei der Suche nach dem richtigen Mittel heißt: »**Was ist das für ein Mensch?**« Dieser Satz wurde geprägt von Prof. Dr. med. univ. Matthias Dorcsi, dem Begründer der Wiener Schule der Homöopathie.

Weitere Verfahren

Im Rahmen der Naturheilkunde und ganzheitlichen Medizin wird eine unüberschaubare Fülle alternativmedizinischer Verfahren angeboten – in unterschiedlichster Qualität und Form. Deren Anbieter locken gelegentlich mit Versprechen, die ans Wunderbare grenzen und sofortige Wiederherstellung der Gesundheit und das Verschwinden aller Symptome in Aussicht stellen.

Hier ist der gesunde Menschenverstand gefragt: Es gibt viele Therapiemöglichkeiten. Aber wenn etwas »zu gut ist, um wahr zu sein«, ist es meist auch nicht wahr … Ganz besonders vorsichtig sollte man sein, wenn erhebliche Kosten entstehen und die jeweilige Behandlung mit entsprechenden Heilsversprechen versehen wird. In der Regel ist man gut beraten, sich vorher zu erkundigen und das entsprechende Verfahren vorsichtig zu prüfen. Dennoch wird immer wieder von erstaunlichen Erfolgen bei ungewöhnlichen Verfahren berichtet, die gelegentlich sogar einer kritischen Überprüfung standhalten.

TEIL II

FRAGEN UND ANTWORTEN:
Zur Praxis der RIMKUS®-Therapie

GRUNDLEGENDES ZU HORMONEN UND HORMONTHERAPIE

Welche Sexualhormone gibt es, und wofür sind sie da?

Im Wesentlichen werden drei Sexualhormone unterschieden:

- Östrogene
- Progesteron
- Testosteron.

Alle Sexualhormone werden sowohl von Männern als auch Frauen gebildet und sind bei beiden Geschlechtern für den Erhalt der Art (Fortpflanzung) und das Funktionieren des Organismus existenziell notwendig.

Östrogene: Die Östrogene sind eine Gruppe von Hormonen, deren Aufgabe es ist, alle Funktionen zu fördern, die mit Sexualität und Fortpflanzung zu tun haben. Diese Hormone wirken sowohl bei Männern als auch bei Frauen, allerdings ist der Spiegel bei Frauen etwa viermal höher.

Progesteron ist *das* zentrale Hormon für den Erhalt einer Schwangerschaft, es stabilisiert die Gebärmutterschleimhaut, sodass es nicht zur Blutung kommt (somit verhindert Progesteron den Verlust eines möglicherweise befruchteten Eis), es stabilisiert psychisch, damit die werdende Mutter die Belastungen der

Schwangerschaft gut bewältigen kann, und es fährt den Stoffwechsel hoch (»Bio-Doping«), um möglichst viel Energie bereitzustellen. Progesteron macht zudem psychisch stark, es wirkt Entzündungen entgegen und bremst Zellveränderungen. Die letztgenannten Wirkungen hat Progesteron auch beim Mann, zusätzlich schützt es die Prostata.

Testosteron ist das wichtigste Geschlechtshormon des Mannes; es wird in den Leydigschen Zwischenzellen in den Hoden und in den Nebennieren gebildet (bei Frauen in den Eierstöcken und in den Nebennieren). Es macht den Jungen zum Mann. Testosteron stärkt das Muskelwachstum und beeinflusst den Körperbau, stimuliert die Libido und das Sexualverhalten und sorgt für die Reifung der Spermien. Ob und in welcher Weise Testosteron zu einem »typisch männlichen« risikofreudigeren Verhalten führt, wird kontrovers diskutiert. Es geht um Antrieb und Energie, um Durchsetzungsvermögen, Fortpflanzung und körperliche Kraft.

Was passiert während der Schwangerschaft mit den Sexualhormonen?

In der Schwangerschaft steigen die Hormonspiegel von Progesteron und Östradiol auf das ungefähr Zwanzig- bis Dreißigfache ihres Normwerts an, in Ausnahmefällen das Östradiol sogar bis zum Zweihundertfachen! (Daneben verändern sich natürlich auch andere Hormonspiegel, so z. B. steigt der Spiegel des humanen Chorion-Globulin [HCG] an – was für die üblichen Schwangerschaftstests genutzt wird.)

Zweck dieses Hormonanstiegs ist es, die Mutter und das sich entwickelnde Kind in jeder Hinsicht möglichst optimal zu unterstützen. Offensichtlich sind hohe natürliche Hormonspiegel für Mutter und Kind besonders vorteilhaft; wenn diese gesteigerte Hormonbildung gut funktioniert, dann geht es beiden gut. So berichten viele Patientinnen, dass die Schwangerschaft »die beste Zeit ihres Lebens« war. In diesem Sinne bewirkt der Anstieg der Sexualhormone eine Art **Bio-Doping.**

Mit der Entbindung und dem Verlust der Plazenta fallen die Hormonspiegel in kürzester Zeit extrem ab, was einen plötzlichen und massiven Hormonentzug bedeutet. Die Folge sind oft starke Stimmungsschwankungen, Haarausfall, Hitzewallungen, Leistungsverlust, Müdigkeit. Auch die gar nicht so seltene Wochenbettdepression (postpartale Depression, PPD) findet hier eine Erklärung. Meist hat sich nach ein paar Tagen der mütterliche Organismus aber an die niedrigeren Spiegel gewöhnt. Zudem versucht er, über die schnelle Ankurbelung der körpereigenen Hormonproduktion den Verlust zu kompensieren. Wenn das aber nicht gelingt, dann können die oben genannten Probleme länger anhalten. Hier können die bio-identischen Hormone vorübergehend unterstützend gegeben werden.

Welche hormonellen Störungen gibt es, und wie funktioniert die Regulation der Hormonaktivität?

Von **Hormonstörungen** spricht man, wenn die jeweilige Hormondrüse nicht genug Hormone (Hormonmangel) oder zu viel Hormone (z. B. bei einer Schilddrüsenüberfunktion) produziert. Einen Hormonmangel kann man in der Regel einfach durch Zufuhr der fehlenden Hormone ausgleichen, bei einem Hormonüberschuss wird es schon schwieriger. Oft gibt es aber Regulatorhormone, die auf die jeweilige Drüse einwirken und diese in ihrer Aktivität antreiben oder manchmal auch bremsen können.

Bei der Schilddrüse ist **TSH** (siehe Kapitel »Die Schilddrüsenhormone«, S. 59) das Regulatorhormon: Wenn davon in der Hirnanhangsdrüse viel gebildet wird, dann stimuliert dies die Schilddrüse, mehr Schilddrüsenhormon herzustellen. Und wenn weniger gebildet wird, dann sinkt die gebildete Menge der Schilddrüsenhormone. Ein echtes »Bremshormon« gibt es aber nicht, es wird eben mehr oder weniger TSH hergestellt.

Bei den Sexualhormonen ist das **FSH** (siehe Kapitel »Follikelstimulierendes Hormon (FSH)«, S. 45) für die Stimulation der Östrogenbildung zuständig: Wenn im Rahmen des wechselbedingten Hormonabfalls (siehe Kapitel »Die Wechseljahre der Frau«, S. 63) weniger Östrogene gebildet werden, dann steigt die Sekretion von FSH in der Hypophyse, um die Follikel in den Eierstöcken zu stimulieren, mehr Östrogen zu bilden. Typischerweise messen wir dann sinkende Östrogenspiegel und einen steigenden FSH-Spiegel als Ausdruck des »Östrogenhungers«.

Wenn eine RIMKUS®-Therapie günstig verläuft, kann man das sehr gut an einem allmählichen Sinken des FSH-Spiegels als Zeichen des nachlassenden »Östrogenhungers« erkennen. Und im Umkehrschluss gilt: Wenn der FSH-Wert ansteigt, dann ist das ein klares Zeichen für eine nicht ausreichende Behandlung – es fehlt noch Östrogen, sodass die Östrogendosis erhöht werden sollte.

Bei einer erfolgreichen Behandlung steigt also das Östradiol in den Zielbereich zwischen 80 und 180 pg/ml an (siehe die Tabelle auf S. 38). Als Ausdruck einer zunehmend besseren Versorgung sinkt das FSH (als funktionelles Hormon) allmählich in Richtung Zielbereich, also in den Bereich zwischen 10 und 30 IE: Der Östrogenhunger lässt nach. Ein sinkendes FSH zeigt also, dass für diesen individuellen Organismus zunehmend eine bessere Versorgung mit Östradiol erreicht wird: Der Östrogenhunger (FSH) sinkt.

Bei einer geschlechtsreifen Frau ist in den fruchtbaren Jahren der Östrogenspiegel hoch, der FSH-Spiegel dagegen niedrig. Mit Eintritt der Menopause kehrt sich das Verhältnis allmählich um: Je stärker der Östrogenspiegel sinkt, desto mehr FSH wird gebildet (»Östrogenhunger«). Verläuft die RIMKUS®-Therapie erfolgreich, steigt also der Östrogenspiegel wieder an (Zielbereich 80–180 pg/ml), und der FSH-Spiegel sinkt (Zielbereich 10–30 IE); der »Östrogenhunger« wird zunehmend gestillt.

Angeblich soll es die Wechseljahre überhaupt nicht geben. Stimmt das?

Nach dieser ziemlich speziellen Ansicht gibt es gar keine durch Hormonverlust ausgelösten Wechseljahre, sondern es handelt sich lediglich um »Anpassungsreaktionen« an das Älterwerden, an eine sich ändernde Umwelt, ausgelöst durch Ereignisse wie Tod der (Groß-)Eltern, Selbstständigwerden und Auszug der Kinder, berufliche sowie altersbedingte körperliche Veränderungen, Erkrankungen oder/und Gewichtszunahme. Der Abfall der Hormone wird hierbei nur als ein weiterer Faktor angesehen, aber nicht als die treibende Kraft für diese altersbedingten Veränderungen.

Nach unserer täglichen praktischen Erfahrung geht dieses Verständnis an der Sache vorbei: Der normale Alterungsprozess spielt im Rahmen der Wechseljahre (Menopause) natürlich auch eine (Neben-)Rolle. Ausgelöst und verursacht werden Wechseljahresbeschwerden aber durch den Hormonverlust. Denn schon nach kurzer Einnahme der passenden Hormone sind die Beschwerden weitgehend verschwunden oder zumindest erheblich reduziert.

Was haben die Sexualhormone generell mit der Schilddrüse bzw. mit einer Schilddrüsenüber- oder -unterfunktion bzw. Hashimoto zu tun?

Es gibt tatsächlich einen direkten Zusammenhang zwischen Schilddrüse und Sexualhormonen.

Progesteron hat bekanntlich die Aufgabe, alle Funktionen hochzufahren, die für die Schwangerschaft günstig sind. Ganz vorne steht dabei die Bereitstellung von Energie. Progesteron schraubt also direkt den Stoffwechsel (die innere Verbrennung) hinauf, aber es erhöht auch die Empfindlichkeit des Körpers für die Schilddrüsenhormone – was diesen Effekt noch weiter verstärkt. Die Schilddrüsenhormone wirken stärker, und wir spüren ihre Wirkung auch mehr – das kann wie eine **Schilddrüsenüberfunktion** wirken. (Falls vorübergehend einmal solche Symptome durch die Einnahme von Progesteron auftreten, spricht man von »**Pseudo-Hyperthyreoidismus**«.)

Und umgekehrt: Wenn im Rahmen der nachlassenden Eisprünge weniger Progesteron gebildet wird, sinkt damit die Empfindlichkeit für die Schilddrüsenhormone, die Verbrennung wird schlechter, Energie und Leistungsfähigkeit sinken, und das Gewicht geht rauf: die typischen Symptome einer **Schilddrüsenunterfunktion.**

Aber es gibt noch einen weiteren Zusammenhang. Bei vielen Menschen nimmt die Bildung der Sexualhormone ziemlich gleichzeitig mit den Schilddrüsenhormonen deutlich ab. Wir verstehen das als eine allgemeine Erschöpfung der Hormondrüsen, die altersbedingt ihre Leistungsgrenze erreicht haben und nun ausgebrannt sind. In früheren Zeiten spielte das kaum eine Rolle, weil die meisten Menschen gar nicht alt genug wurden, um das zu erleben; die Arbeit der Drüsen war ausreichend für die üblichen 50 Lebensjahre. Inzwischen werden wir aber 80 bis 90 Jahre alt, und damit wird die Erschöpfung der Hormondrüsen zu einem echten Problem.

Bei der **Hashimoto-Thyreoiditis** handelt es sich um eine Autoimmunentzündung der Schilddrüse, bei der sich die körpereigenen Abwehrkräfte gegen die Schilddrüse wenden und dort eine Entzündung auslösen, die allmählich zum Ausbrennen der Drüse führt. Interessanterweise ist hier Progesteron besonders hilfreich, weil es antientzündlich wirkt und diesen Prozess verlangsamen kann. Wir kennen in der Medizin leider keine spezifische Therapie gegen Hashimoto, die Gabe von Selen kann den

Prozess lediglich verlangsamen. Aber durch eine ausreichende und rechtzeitige Progesterongabe können wir ursächlich gegen die Entzündung vorgehen. Leider ist das nicht immer ausreichend, aber meist gelingt es mit der Kombination von Progesteron und Selen, zumindest das Fortschreiten der Hashimoto-Thyreoiditis zu verlangsamen.

Was ist »Anti-Aging«, und was haben die Sexualhormone damit zu tun?

Unter Anti-Aging werden Maßnahmen verstanden, die vorzeitiges Altern verhindern oder den Alterungsprozess verlangsamen. Echtes Anti-Aging kann es nicht geben, weil Leben und Altern untrennbar miteinander verbunden sind; nicht altern zu wollen würde bedeuten, Unsterblichkeit anzustreben. In der Geschichte der Medizin wurde immer schon nach Maßnahmen gesucht, um das Altern zu verlangsamen, man denke nur an die angeblichen oder tatsächlichen Kräfte der Pyramiden.

Letztlich ist die Bekämpfung von Krankheiten auch eine Form, vorzeitiges Altern und Sterben zu verhindern. In der Neuzeit war es die rumänische Forscherin und Chefärztin **Professor Dr. Ana Aslan**, die in den 1960er-Jahren mit Procain (auch bekannt unter »KH3 Aslan«) das erste echte Anti-Aging-Mittel entwickelte. In den 1990er-Jahren wurden Nahrungsergänzungsmittel (NEM, heute oft als »orthomolekulare Medizin« bezeichnet) zu einem Riesengeschäft, indem versprochen wurde, damit das Altern zu verlangsamen. Davon zu unterscheiden ist die sinnvolle, seriöse Ergänzung bei nachgewiesenen Mangelzuständen. Häufig fehlen:

- Selen
- Zink
- Magnesium
- B-Vitamine und Folsäure
- gute mehrfach ungesättigte Fettsäuren (z. B. in Leinöl oder Fisch)

- Vitamin D (Cholecalciferol) (in RIMKUS®-Kapseln enthalten)
- Glutathion
- (Vitamin) Q (Coenzym Q10 = Ubichinon).

Heute weiß man, dass neben unterschwelligen Entzündungsprozessen vor allem der Hormonverlust eine wesentliche Ursache des Alterns ist. Hier liegt unserer Meinung nach der Angriffspunkt für sinnvolle Maßnahmen, vorzeitiges Altern und Erkrankungen zu vermeiden. Wenn es mit der RIMKUS®-Therapie gelingt, unterschwellige Entzündungsprozesse und den Hormonabfall zu behandeln, dann ist die Hauptursache beseitigt. Natürlich führt das nicht zu einem ewigen Leben, aber es ist ein Weg zu einem Leben mit mehr Lebensfreude, Vitalität und besserer Gesundheit.

Was ist der Unterschied zwischen einer Hormonersatztherapie und einer Hormonsubstitution oder einer Hormonergänzung?

Bei einer Hormon**ersatz**therapie werden die Hormone »ersetzt« – und zwar in der Regel durch industriell hergestellte hormonähnliche Substanzen. Es kommt gewissermaßen eine Fälschung zum Einsatz.

Im Unterschied dazu wird mit dem Begriff Hormon**substitution** (von lat. *substituere* »unterstützen«) das Wiederauffüllen eines Mangels beschrieben, und zwar mit genau derselben Substanz, die fehlt. Der Begriff Hormon**ergänzung** bedeutet das Gleiche wie der Begriff Hormon**substitution**.

Der beste Weg, um beim Menschen fehlende Hormone wieder aufzufüllen, sind human-identische Hormone (= RIMKUS®-Therapie) in individueller Dosierung.

Oftmals wird behauptet, es gäbe keine Unterschiede zwischen den originalen Hormonen auf der einen und synthetisch modifizierten Hormonabkömmlingen auf der anderen Seite, alle Sexualhormone seien synthetisch und insofern gleich. Wie aber im vorderen Teil des Buches ausgeführt, trifft das in Wirklichkeit nicht zu. So kann jeder an der kaum überschaubaren Vielzahl der unterschiedlichen Antibabypillen sehr einfach erkennen, dass Veränderungen in der natürlichen Hormonstruktur herbeigeführt werden, um bestimmte Eigenschaften der Hormone zu verändern, z. B.:

- Bioverfügbarkeit
- Wirkdauer
- Abbauverhalten
- Wirkungsprofil
- Nebenwirkungsprofil.

Was genau bedeutet »natürliche Hormontherapie«?

Dieser Begriff ist »tricky«, weil jeder zu wissen glaubt, was damit gemeint ist. Es gibt aber **grundsätzlich ganz verschiedene** Formen einer »natürlichen Hormontherapie«.

Eine Form ist die Verwendung von Produkten aus der Natur, um einen menschlichen Hormonabfall auszugleichen. So enthalten Extrakte aus den Wurzeln der Traubensilberkerze (*Cimicifuga*, Frauenwurzel) östrogenähnliche Substanzen und können deshalb auch östrogenähnliche Wirkungen entfalten. Deshalb werden solche Arzneimittel gern bei Wechseljahresbeschwerden zum Ausgleich des Östrogenabfalls empfohlen.

Leider funktioniert das aber nicht richtig, weil es sich eben um pflanzliche, **nicht um menschliche Hormone** handelt und diese Hormone deshalb nicht genau identisch mit den menscheneigenen Hormonen sind. Eine mögliche Nebenwirkung ist die Leberschädigung, wie u. a. die letzte Cochrane-Auswertung gezeigt hat (Cochrane ist ein Zusammenschluss hochrangiger Wissenschaftler zur Beurteilung der Qualität wissenschaftlicher Studien). Das Gleiche gilt z. B. auch für Präparate aus Mönchspfeffer (*Agnus cas-*

tus, Keuschlammbaum), der auf die hormonelle Regulation einwirkt. Konkret fördert er die Bildung von Progesteron. Im weitesten Sinn wirkt Mönchspfeffer also progesteronähnlich, aber er enthält **kein** Progesteron und schon gar kein menschliches.

Auch die Verwendung von Hormonen aus tierischer Quelle kann als natürliche Hormontherapie verstanden werden, denn z. B. Hormone aus Stutenurin sind ebenfalls »natürlich«. Allerdings besteht hier das gleiche Problem wie bei den pflanzlichen Hormonen: Es sind zwar Stoffe, die sich in menschliche Hormonrezeptoren einlegen und dort hormonähnliche Wirkungen haben können, aber sie sind eben **nicht** human-identisch. Das ist ein enorm wichtiger Unterschied, weil nur die human-identischen Hormone genau dieselbe Wirkung haben wie die natürlicherweise vom menschlichen Körper hergestellten.

Die Therapie mit natürlichen human-identischen Hormonen nach RIMKUS® ist insofern wirklich eine der Natur des Menschen entsprechende Hormontherapie.

Was sind natürliche, bio-identische und human-identische Hormone?

Zunächst sind alle Hormone, die die Natur im jeweiligen Organismus herstellt, natürliche Hormone. Wie steht es aber mit Hormonen, die von **Tieren (z. B. Hormone aus Stutenurin)** oder von **Pflanzen (Phytohormone)** gebildet werden? Hier muss man unterscheiden: »Natürliche Hormone« sind das zwar auch, aber eben spezifisch für das jeweilige Tier oder die jeweilige Pflanze. Das macht einen großen Unterschied. Oftmals passen diese tierischen und pflanzlichen Hormone sogar in den menschlichen Hormonrezeptor (ein falscher Schlüssel passt ins Schloss), aber es handelt sich eben nicht um das von der Natur für den menschlichen Organismus vorgesehene Hormon. Deshalb können damit zwar Hormonwirkungen am Menschen ausgelöst werden, aber leider oft mit sehr unangenehmen Nebenwirkungen und gefährlichen Risiken, wie z. B. Brustkrebs.

Wir kennen das von dem Anstieg des Brustkrebsrisikos, wenn Frauen Hormone aus Stutenurin (konjugierte equine Östrogene – CEE wie Presomen® in Deutschland oder PreMarin® in den USA) verwenden, um in den Wechseljahren das Nachlassen der eigenen Hormonbildung auszugleichen. Dabei handelt es sich bei diesem Produkt um kein echtes Hormon, sondern vielmehr um eine Vielzahl von Hormon-Bruchstücken und verschiedenen Abbauprodukten (Metaboliten) aus der Stutenjauche (Pferdeurin).

Die Begriffe **bio-identisch** und **human-identisch** werden in der Hormontherapie synonym (austauschbar) verwendet. Wenn man es aber ganz genau nehmen will und die Begriffe scharf analysiert, dann sind bio-identische Hormone solche Hormone, die die jeweilige Tier- oder Pflanzenart natürlicherweise, also »biologisch« herstellt.

Human-identisch sind demnach nur solche Hormone, die zu 100 Prozent die gleiche Struktur haben wie Hormone, die von Menschen gebildet werden. Der Unterschied zwischen **bio-identischen** und **human-identischen** Hormonen spielt aber in der Praxis keine Rolle, und deshalb schließen wir uns dem allgemeinen Sprachgebrauch an und verwenden diese Begriffe synonym.

Was sind Progestine, Gestagene und Pro-Gestogene/ Pro-Gestagene?

Progestine oder auch **Pro-Gestogene bzw. Pro-Gestagene** sind **Abwandlungen** des Originalhormons Progesteron (siehe auch Kapitel »Progesteron« im 1. Teil des Buches). Als **Gestagene** werden alle Hormone bezeichnet, die in ihrer Grundstruktur dem Progesteron ähneln, aber nicht dieselbe Molekülstruktur haben.

Am häufigsten wird das Progestin Medroxy-Progesteron-Acetat (MPA) eingesetzt. Das ist auch der hormonelle Wirkstoff in der

Dreimonatsspritze. Die Dreimonatsspritze hat diverse Vorteile, weshalb heute die überwiegende Mehrheit der Studien mit MPA durchgeführt wird. Aber: Bei MPA handelt es sich um ein verändertes **Progestin** und nicht um das unveränderte Progesteron. Deshalb können und dürfen Beobachtungen und Erkenntnisse an MPA (und anderen Progestinen) **nicht** auf Progesteron übertragen werden. Nachdem dies aber in der wissenschaftlichen Beschäftigung mit Hormonen ständig gemacht wird, erscheinen die so gewonnenen Erkenntnisse überaus fragwürdig.

Mittlerweile gibt es aber auch Studien, die den Unterschied zwischen synthetisch modifizierten Hormonderivaten und unveränderten human-identischen Hormonen berücksichtigen. Diese Studien bestätigen die Beobachtungen aus der Praxis von RIMKUS®-Therapeuten: Natürliche human-identische Hormone wirken anders (nämlich besser) und haben weniger Risiken und Nebenwirkungen als synthetisch modifizierte Hormonderivate.

Ich habe gehört, Hormone verursachen Krebs. Stimmt das?

Zur Beantwortung dieser Frage muss man genau hinsehen, was mit »Hormone« gemeint ist. Wenn die Aussage lautet: »Synthetisch modifizierte Hormonderivate erhöhen das Krebsrisiko«, dann müssen wir heute davon ausgehen, dass das stimmt. Im Jahr 2002 wurde eine groß angelegte Studie mit 16 500 Frauen veröffentlicht (WHI-Studie). Darin wurde klar gezeigt, dass Frauen, die solche synthetischen Hormonderivate einnahmen, ein deutlich höheres Erkrankungsrisiko für Brustkrebs, Thrombosen, Schlaganfall, Herzinfarkt etc. hatten. Diese Studie wurde sehr intensiv diskutiert. 2016 wurden die Ergebnisse überraschend von einigen Autoren zurückgenommen.

Dass synthetische Hormone erhebliche Risiken bergen, wurde aber auch in vielen anderen Studien gezeigt:

- In der Million Woman Study wurde ein erhöhtes Brustkrebsrisiko bei einer HET (synthetischen Hormonersatztherapie) nachgewiesen, ebenso in der Nurses' Health Study (Women's Health Study) mit 250 000 Teilnehmerinnen.
- Vor Kurzem (2017) konnte in mehreren großen chinesischen Studien gezeigt werden, dass mit jedem Jahr, um das eine Frau früher in die Wechseljahre kommt, die Gefahr für Herz-Kreislauf-Erkrankungen um 3 Prozent zunimmt. Die natürlichen Hormone schützen also das Herz.
- Am aussagekräftigsten (aber fast unbekannt) ist jedoch die große dänische Studie von Løkkegaard an 700 000 Frauen, die nachweisen konnte, dass natürliches unverändertes Östradiol das **Herzinfarktrisiko halbiert.**
- Wie absurd hier teilweise argumentiert wird, zeigt die neueste wissenschaftliche Idee: Danach gibt es gar keine Wechseljahresbeschwerden, die durch Hormonabfall bedingt sind. Sondern die Beschwerden entstehen angeblich durch psychosomatische Reaktionen auf Änderungen im Leben … (Das ist eine modernere Version der alten Idee: Frauen sind »hysterisch« und müssen sich nur mehr zusammenreißen …)
- Im August 2019 erschien in der medizinischen Zeitschrift *Lancet* eine umfangreiche Übersichtsarbeit (Metaanalyse) zum Thema »Hormontherapie HET und langfristiges Brustkrebsrisiko«. Es wurden 58 Studien, 100 000 Krebsfälle und insgesamt knapp 500 000 Teilnehmerinnen daraufhin untersucht, wie es sich mit dem Zusammenhang von HET und Brustkrebs verhält. Als Ergebnis wurde erneut eine dramatische Risikozunahme unter HET nachgewiesen. Und noch schlimmer: Das Risiko stieg schon im zweiten Jahr der Einnahme an und hielt auch noch zehn Jahre nach Absetzen der Präparate an. Soweit ersichtlich, untersuchten die der Metaanalyse zugrunde liegenden Studien (fast) ausschließlich die üblichen synthetisch mo-

dizierten Hormonderivate. Wir müssen also spätestens jetzt feststellen, dass die HET mit synthetischen Hormonen hochriskant ist und deshalb nicht mehr vertreten werden kann.

Wurden dagegen bio-identische Hormone in Studien unterschieden und dann verglichen (was leider sehr selten der Fall ist), zeigte sich bei bio-identischen Hormonen weniger Krebs und insgesamt verminderte Gesundheitsrisiken.

Es ist also offensichtlich, dass die generelle Aussage »Hormone erhöhen das Krebsrisiko« nicht stimmt. Man muss sich nur einmal die Funktion von Hormonen anschauen: Im Rahmen einer Schwangerschaft steigen Östrogen und Progesteron in der Regel auf das Zwanzig- bis Dreißigfache ihres Normalwerts an. Wenn Östrogen und Progesteron also wirklich Krebs erzeugen würden, warum haben Schwangere dann nur sehr selten Krebs? Mutter und Embryo sind sogar besonders gesund, wenn die Hormonspiegel während der Schwangerschaft schön hoch sind. Zudem zeigen Studien, dass Frauen mit später Menopause (also mit langer eigener Hormonversorgung) seltener Krebs bekommen. Und andere Studien konnten belegen, dass nach einer Krebserkrankung die Rückfallrate sinkt, wenn Hormone gegeben wurden. Aber: Dies galt nur für human-identische Hormone. Sobald die üblichen synthetisch modifizierten Hormonderivate eingenommen wurden, stieg die Krebsrate wieder an – und zwar höher als ohne Hormoneinnahme.

Wir sollten die entsprechenden Studien also sehr genau lesen und darauf drängen, dass die human-identischen Hormone wissenschaftlich untersucht werden. Bei den synthetisch modifizierten Hormonen ist die Pharmaindustrie mit großen und technisch sehr aufwendigen Studien überaus aktiv, aber das sind eben nicht die unveränderten Originalhormone, sondern synthetisch modifizierte Derivate. Es wird höchste Zeit, dem etwas entgegenzusetzen.

Achtung: Obwohl es viele Anzeichen dafür gibt, können wir nicht mit absoluter Sicherheit sagen, ob eine Hormontherapie mit human-identischen Hormonen die Krebsrate vermindert. Aber es wird immer deutlicher, dass human-identische Hormone die Gesundheit verbessern.

Kann ich durch Hormone zunehmen?

Der Stoffwechsel hängt maßgeblich von den Hormonen ab, er wird durch diese gesteuert. Hier spielt das Verhältnis der Sexualhormone eine große Rolle: Testosteron und Progesteron führen eher zu einem erhöhten Energieverbrauch, Östrogene können vermehrt Bauchfett verbrennen, aber auch zu vermehrter Wassereinlagerung führen. Um eine Gewichtszunahme zu vermeiden, würde man also tendenziell das Östradiol eher im normal niedrigen und Progesteron (und Testosteron) eher im normal hohen Bereich haben wollen.

Vieleicht denken Sie einmal zurück an die Zeit, als Sie Ihre ersten Perioden bekamen. Wenn die körpereigenen – human-identischen – Hormone zwangsläufig »Dickmacher« wären, so hätten Sie und alle jungen Frauen dieser Welt sich ab diesem Zeitpunkt in unförmige Kugeln verwandelt, was ja gottlob nicht der Fall ist. Im Gegenteil, viele junge Menschen nehmen in der Pubertät dank ihrer angestiegenen Hormonspiegel deutlich ab.

Der Ruf, dass Hormone dick machen, ist Beobachtungen bei der Anwendung synthetisch hergestellter Hormonderivate, besonders von Presomen® und MPA, zu verdanken. Letzteres wurde übrigens eine Zeit lang auch in der Schweinemast verwendet! Presomen® ist ein östrogenähnlicher Extrakt mit Hormonbruchstücken aus dem Urin trächtiger Stuten, MPA ein Progestin (eine progesteronähnliche Substanz), das in der Dreimonatsspritze enthalten ist.

Oft wird allerdings der Einfluss der Schilddrüsenhormone auf den Stoffwechsel nicht beachtet, die für die Gewichtsregulation aber das wichtigste Stellrad sind. Wir würden also empfehlen, alle Schilddrüsenhormone bestimmen zu lassen und diese gegebenenfalls in den hochnormalen Bereich einzustellen. Die Aussage »TSH ist in Ordnung, also ist die Schilddrüse in Ordnung« mag für das Abschätzen einer Erkrankung der Schilddrüse ausreichen, für die optimale Einstellung der inneren Verbrennung (Stoffwechsel) ist aber die Messung der eigentlichen Schilddrüsenhormone (fT3 und fT4) und gegebenenfalls ihre Zufuhr unabdingbar (siehe Kapitel »Die Schilddrüsenhormone«, S. 59).

Natürlich kommt es aber immer auch auf das Verhältnis von Energiezufuhr und Energieverbrauch an, also wie viel man isst und wie viel man durch Bewegung verbrennt. Wenn dauerhaft mehr gegessen als verbrannt wird, dann nimmt man – hormonunabhängig – an Gewicht zu.

Alle meine bisherigen Ärzte – und auch mein Heilpraktiker – haben gesagt, dass Hormoncremes besser seien als -kapseln, weil die Cremes weniger Nebenwirkungen und weniger Risiken haben. Das sei der neueste wissenschaftliche Stand. Und Sie behaupten nun das Gegenteil. Wem soll ich glauben?

Wenn in Studien nachgewiesen wird, dass über die Haut (transdermal) verabreichte Hormone weniger Nebenwirkungen/Risiken haben, dann sollte man etwas genauer hinschauen: Tatsächlich haben die erwähnten Studien die Nebenwirkungen von oral eingenommenen synthetisch veränderten Hormonderivaten mit denen über die Haut verabreichter human-identischer Hormone verglichen.

Erstens wurden also die (negativen) Wirkungen synthetischer Hormonderivate den (positiven) Wirkungen der human-identischen Hormone gegenübergestellt. Damit wurden Äpfel mit Birnen verglichen oder genauer: ein Getränk mit Apfelgeschmack (synthetische Hormone) mit echtem Apfelsaft (bio-identische Hormone). Kein Wunder, was da besser abgeschnitten hat.

Zweitens wurden die Hormone unterschiedlich zugeführt: Die synthetischen Hormonderivate (Getränk mit Apfelgeschmack) wurden geschluckt, und der echte Apfelsaft wurde auf die Haut aufgetragen. Der Apfelsaft musste erst die Hautbarriere überwinden. Das wenig überraschende Ergebnis: Von den Äpfeln (bio-identische Hormone) ist weniger angekommen, und sie waren gesundheitlich weniger gefährlich als der Saft mit Apfelgeschmack (synthetische Hormonderivate).

Die oben gemachte Aussage über die geringeren Risiken einer transdermalen Hormonzufuhr ist bei genauer Betrachtung also eine üble Täuschung.

Im August 2019 erschien im wissenschaftlichen Fachmagazin *Lancet* eine sehr große Übersichtsstudie (Metaanalyse) zum Thema »Hormontherapie und Brustkrebsrisiko«. Darin wurde unter anderem erneut bestätigt, dass die transdermale Gabe von Hormonen das Brustkrebsrisiko nicht verringert, wie immer wieder behauptet wird.

Daher würde niemand z. B. auf die Idee kommen, eine Antibabypille als Creme anzubieten. Um die Hautbarriere zu überwinden, müssten Unmengen von Hormonen in die Creme hineingemischt werden, und trotzdem käme weniger im Körper an als bei oraler Einnahme. Entsprechend bietet die Pharmaindustrie gar keine Cremes mit synthetisch modifizierten Hormonen an …

Fazit:

1. Cremes sind deutlich schlechter geeignet, um Hormone zuzuführen, als Kapseln oder Tabletten.
2. Bio-identische Hormone haben ein geringeres Risiko als synthetische Hormonderivate.

Ich möchte unabhängig von einer Hormoneinnahme mein Osteoporoserisiko senken. Was sind die richtigen Vitamin-D-Normwerte – gilt die alte oder neue Norm? Außerdem soll es sehr gefährlich sein, mehr als 1000 IE Vitamin D täglich einzunehmen – wie sehen Sie das? Und was ist mit Vitamin K, mein Heilpraktiker sagt, dass ich das für meine Knochen unbedingt zum Vitamin D dazu brauche?

Für Vitamin D3 gibt es eine neue Norm (50–100 ng/ml), die nicht nur die positiven Effekte des Vitamin D auf den Knochenstoffwechsel, sondern auch auf das Immunsystem, gegen Krebszellen und für gute Stimmung berücksichtigt.

Viele Ärzte verwenden aber wohl vor allem aus zwei Gründen noch immer die überholte alte Norm: zum einen, weil viele Fachgesellschaften diese empfehlen und weil sich Ärzte zur Absicherung an entsprechende Empfehlungen halten wollen, wenn sie Patienten beraten. Und zum anderen könnte es auch daran liegen, dass manche Ärzte Erfahrungen mit Intensivmedizin oder Anästhesie haben. Dort werden die Körperfunktionen sehr genau überwacht. Dazu zählt auch der Calciumspiegel. Vitamin D fördert die Aufnahme von Calcium vor allem im Darm. Calcium kann dabei in so hohen Mengen anfallen, dass es zu einer Überladung der Niere kommen kann: Nierenverkalkung oder Nephrocalcinose wären die Folge. Dann finden wir Calcium z. B. auch im Urin – Hypercalciurie – und/oder auch im Blut – Hypercalcämie. Das kann dann zu Erkrankungen wie Nierensteinen oder Gefäßverkalkung (Arteriosklerose) führen.

Um Komplikationen wegen zu hohem Vitamin D zu vermeiden, geben überfürsorgliche Ärzte deshalb lieber zu wenig Vitamin D als zu viel. Nebenwirkungen entstehen allerdings erst, wenn massive Überdosierungen über lange Zeit eingenommen werden und dann der Spiegel langfristig über 180 ng/ml ansteigt. Wenn wir aber diese

Zusammenhänge kennen und deshalb sowohl den Vitamin-D-Spiegel als auch die Nierenwerte immer wieder einmal kontrollieren, können wir sowohl Über- als auch Unterdosierungen sicher vermeiden und von den günstigen Wirkungen profitieren.

Immer wieder hört man, dass insbesondere Männer, aber seit Neuestem auch Frauen Testosteron einnehmen sollten. Ist es nicht ein Fehler, Frauen Testosteron bzw. Männern Progesteron oder Östrogene zu verabreichen?

Aus unserer Sicht ist die Einnahme von Testosteron sowohl bei Männern als auch Frauen in der Regel und vor allem zu Beginn einer Hormonergänzungstherapie **nicht sinnvoll.** Das hat mehrere Gründe: Zum einen kann die Testosteronzufuhr von außen den körpereigenen Mechanismus bremsen, Testosteron aus Progesteron selbst zu bilden. Damit geht also die Eigenproduktion zurück (negative Rückkopplung), d. h. es müsste dann mit der Zeit immer mehr Testosteron von außen zugeführt werden, um den erwünschten Hormonspiegel zu erhalten. Und zum anderen kommt es leider häufig zu Nebenwirkungen wie Blutdruckanstieg, Akne, bei Frauen auch Zeichen der Vermännlichung wie Bartwuchs etc.

Deshalb gehen wir bei beiden Geschlechtern so vor, dass wir zuerst abwarten, ob durch das Auffüllen des Progesteronspiegels in den grünen Bereich in der Folge auch das Testosteron quasi von allein ansteigt.

Was Männer und Östrogene betrifft: Wir führen auch bei Männern Östrogene zu, wenn ein Mangel nachgewiesen ist. Neben den gleichen positiven Wirkungen wie bei der Frau auf Schleimhäute, Haut, Haarwuchs, Psyche, Knochen- und Gelenkelastizität, Darm etc. schützen Östrogene auch vor Herzinfarkt und machen die Spermien beweglich. Es bleibt also dabei: Auch Männer brauchen Östrogene.

ZUR RIMKUS®-THERAPIE

Allgemeine Fragen

Eine Freundin hat mir von ihren tollen Erfahrungen mit den Hormonkapseln nach RIMKUS® erzählt. Wo kann ich die Kapseln kaufen?

Hormon-Kapseln nach RIMKUS® kann man nicht einfach kaufen, denn sie enthalten Sexualhormone, und die sind apotheken- und verschreibungspflichtig. Sie benötigen also ein Rezept von einem Arzt. Der verschreibt Ihnen RIMKUS®-Kapseln in Ihrer ganz persönlichen Dosierung. Diese individuelle Hormonrezeptur wird dann in einer Apotheke für Sie hergestellt.

Rein rechtlich gesehen, kann jeder approbierte Arzt jedes Rezept ausstellen, und jede Apotheke muss es ausführen können. Nachdem die Behandlung mit human-identischen Hormonen aber bestimmte Kenntnisse voraussetzt, sollte Ihr Arzt in dieser Methode qualifiziert sein. Apotheken, die einen Schwerpunkt in der Herstellung human-identischer Hormone setzen möchten, können sich vom Hormon-Netzwerk zertifizieren lassen. Eine Liste qualifizierter Ärzte sowie zertifizierter Apotheken finden Sie auf der Webseite des Hormon-Netzwerks (siehe Anhang).

Der RIMKUS®-Arzt überprüft anfangs alle drei, später alle sechs Monate die Hormonspiegel und passt dann gegebenenfalls die Dosierung an. An oberster Stelle rangiert aber das klinische Bild, also Ihr Befinden. Falls also einmal Laborwerte und Ihr Befinden nicht richtig zusammenpassen, dann würde der RIMKUS®-Arzt die Behandlung an Ihrem Befinden orientieren. Schließlich sollen Sie als Mensch behandelt werden und keine Laborwerte.

Mein Name ist Dr. A., und ich bin zuständig für pharmazeutische Angelegenheiten bei der Bezirksregierung in B. (NRW). Wir bekommen immer mal wieder Anfragen, um was für eine Art von Arzneimitteln es sich bei Ihren »RIMKUS®-Kapseln« handelt. Da ich in den Datenbanken zur Zulassung von Arzneimitteln keine Informationen zu den Kapseln finde, möchte ich Sie bitten, mir doch kurz Auskunft zu den folgenden Fragen zu geben:

1. ***Handelt es sich bei den RIMKUS®-Kapseln um Fertigarzneimittel?***
2. ***Wie definieren Sie bio-identische Hormone?***
3. ***Was bedeutet »RIMKUS®-Methode«?***

Vielen Dank für Ihre Anfrage, die ich wie folgt beantworten darf:

Zu 1. »RIMKUS®-Kapseln« sind keine **Fertigarzneimittel**, sondern es handelt sich um eine individuell dosierbare Hormonersatztherapie (HET). Auf ärztliches Rezept werden **individuell dosierte Sexualhormone** in Apotheken hergestellt. Dabei finden ausschließlich human-identische Hormone Verwendung.

Zu 2. **Bio-identische** bzw. (synonym) **human-identische Hormone** sind mit den menschlichen Sexualhormonen identisch, sie weisen also eine nicht modifizierte Original-Hormonstruktur auf. Im Unterschied dazu sind **synthetisch modifizierte Hormonderivate** der wesentliche Inhaltsstoff (Wirkstoff) der meisten

Hormon-Fertigarzneimittel. Diese Hormonderivate werden gegenüber den physiologischen Originalhormonen gezielt modifiziert, um damit Veränderungen zu erreichen in Hinsicht auf:

- Resorptionsverhalten
- Adsorption/Absorption
- Bioverfügbarkeit.

In der Apotheke wird das hochfeine (mikronisierte) Hormonpulver in Öl gelöst (suspendiert) und in Kapseln abgefüllt. Zink und Kupfer stellen Bioverfügbarkeit und Resorption sicher.

Zu 3. **RIMKUS®-Methode** ist der vom Europäischen Marken- und Patentamt geschützte Begriff für die o.g. Methode, also für die Therapie von nachgewiesenen Hormonmangelzuständen mit Steroidhormonen (HET: Hormonersatztherapie) in individueller Dosierung mit (unveränderten) human-identischen (bzw. bioidentischen) Hormonen unter laufender Kontrolle der erreichten Hormonspiegel mit entsprechender Dosisanpassung.

Was ist die Yamswurzel, und wie werden daraus human-identische Hormone gewonnen?

Die Yamswurzel ist eine Pflanze, die in tropischen/subtropischen Gegenden wächst und von der dortigen Bevölkerung in gekochter Form als Grundnahrungsmittel verzehrt wird, ähnlich wie bei uns die Kartoffel. Ungekocht schmeckt die Yamswurzel überaus bitter.

Zur Verarbeitung als Hormonausgangsstoff werden die Yamswurzeln geschreddert und der daraus gewonnene Brei zu einem Sirup konzentriert, der zwischen 2 und 12 Prozent Diosgenin – und damit von allen bekannten Pflanzen die höchste Konzentration dieses Stoffs – enthält. Mittels des sogenannten Russell-Marker-Verfahrens wird dann aus Diosgenin das Hormon Progesteron hergestellt.

Die Gewinnung von Diosgenin ist grundsätzlich auch aus anderen Pflanzen möglich, z. B. aus Soja, der Barbasco-Wurzel, aus Bockshornklee, Fenchel und anderen. Aufgrund der möglichen Verwendung von gentechnisch verändertem Soja haben sich die vom Hormon-Netzwerk zertifizierten Apotheken verpflichtet, ausschließlich Hormone aus der Yamswurzel zu verwenden. Damit tun wir alles nur Mögliche, um jegliches Risiko für unsere Patienten auszuschließen.

Mein Gynäkologe hält grundsätzlich nichts von RIMKUS® – was tun?

Es ist immer schade, wenn Kollegen sagen, dass Sie von einer Methode »nichts halten«. Meist ist das eine verklausulierte Aussage, dass sie etwas nicht (näher) kennen. Die Aussage Ihres Gynäkologen ist also höchstwahrscheinlich als verdecktes Eingeständnis zu verstehen, dass er von den Prinzipien und Wirkungen einer solchen Behandlung wenig weiß. Wenn sich aber ein Arzt wirklich mit bio-identischen Hormonen beschäftigt, kommt er sehr häufig zu einer positiven Einschätzung, denn diese Therapie erfüllt wesentliche Kriterien einer guten Behandlung:

- Sie schadet nicht.
- Sie ist wirksam und bessert den Zustand.
- Es gibt Hunderttausende von positiven Erfahrungen/Patientenberichten.
- Die Methode bewährt sich seit über 35 Jahren in der täglichen Praxis.
- Die Methode ist wirtschaftlich.
- Es werden keinerlei künstliche oder potenziell schädliche Substanzen verwendet.
- Es handelt sich um eine individuelle, personalisierte Medizin.
- Zunehmend liegen sogar wissenschaftliche Studien vor, die die Ergebnisse bestätigen.

Wenn nun Ihr Arzt dennoch nichts von der human-identischen Hormonersatztherapie hält oder sich einfach nicht damit beschäftigen möchte (oder enger mit der Pharmaindustrie verbunden ist), dann stehen Sie vor der schwierigen Entscheidung, wem Sie folgen wollen: ihm oder einem RIMKUS®-Arzt?

Ich würde die Entscheidung auf Basis der Fachkompetenz in Bezug auf Hormone treffen und dabei auch ganz persönliche Aspekte mit einbeziehen, z. B.: Bei wem fühle ich mich wohl? Wer hört mir zu? Wer erklärt die Zusammenhänge so, dass ich sie verstehe? Wer ist im Notfall gut erreichbar? Wer hat ein offenes Ohr für meine Fragen? Mit diesen Fragen werden die Kriterien oftmals klarer.

Manchmal findet man auch einen neuen Arzt, der sowohl in schulmedizinischer als auch in Hinsicht auf die Behandlung mit bio-identischen Hormonen vertrauenswürdig ist. Oder Sie können Ihren Arzt überzeugen, ein Buch über die RIMKUS®-Methode zu lesen oder an einem Seminar unseres Netzwerks teilzunehmen, um sie zu erlernen.

Wie hoch sind die durchschnittlichen Kosten für die RIMKUS®-Therapie? Werden diese von den gesetzlichen Krankenkassen oder den privaten Krankenversicherungen übernommen?

Die Kosten der Hormontherapie nach RIMKUS® gliedern sich auf in das Arzthonorar, die Laborkosten und die Rechnung der Apotheke für die Herstellung der RIMKUS®-Kapseln.

Das Arzthonorar hängt ab von Art, Dauer, Umfang und Schwierigkeit der jeweiligen Leistung (so der Text der entsprechenden Rechtsvorschrift) und ist in der Gebührenordnung für Ärzte (GOÄ) festgelegt. Diese wurde seit 1986 nicht mehr angepasst und ist von daher inhaltlich und wirtschaftlich stark veraltet. Ganz grob kann man – je nach Dauer – für das Aufnahmegespräch zwischen 120 und 250 Euro rechnen (gelegentlich auch mehr). Dazu kommt meist noch eine körperliche Untersuchung (zwischen 30 und 120 Euro). Diese Kosten werden **einmal** fällig.

Die Laborkosten betragen um die 100 Euro für die vier Basis-Hormonwerte. Die Apotheke stellt für die Herstellung einer Dreimonatspackung RIMKUS®-Kapseln in der Regel zwischen 150 und 180 Euro in Rechnung, in Abhängigkeit von der Menge der enthaltenen Hormone unter Umständen auch mehr.

Gesetzliche Kassen übernehmen die Behandlung nach RIMKUS® grundsätzlich nicht. In unseren Augen ist das ein Skandal, gegen den sich die Patienten wehren sollten.

Private Versicherungen erstatten zu Beginn in der Regel alle Kosten. Nach einiger Zeit werden allerdings häufig befremdliche Argumente ins Feld geführt, warum eine Behandlung nach RIMKUS® angeblich nicht (mehr) erstattet werden kann. Beispielsweise wird vorgetragen, es handle sich bei der RIMKUS®-Therapie nicht um echte Hormone, sondern um Nahrungsergänzungsmittel – was nicht stimmt. Oder die Versicherung behauptet, es gebe keine wissenschaftlichen Nachweise, die aber für eine Erstattung erforderlich wären – was ebenfalls nicht stimmt.

Wenn die medizinische Notwendigkeit gegeben ist und der Arzt bei der von Ihnen gewählten Therapiemethode zumindest Besserung erwarten kann, dann muss diese Behandlung auch erstattet werden. Weil dies eine rechtlich komplexe Angelegenheit ist, ist es gegebenenfalls erforderlich, einen spezialisierten Anwalt mit der Vertretung der eigenen Rechte zu beauftragen. Unserer Erfahrung nach sagen die meisten Anwälte eine rechtliche Vertretung zwar zu, sind aber in den Fällen des Versicherungsrechts und der GOÄ, insbesondere in dieser speziellen Materie, nicht sattelfest und werden von den hoch qualifizierten Juristen der Versicherungen dann aus dem Sattel gehoben. Wenn man die Auseinandersetzung aufnimmt, dann also nur mit einem entsprechend spezialisierten erfahrenen Anwalt.

Wie finde ich einen qualifizierten Arzt?

Wenn Sie sich für eine Behandlung mit natürlichen human-identischen Hormonen interessieren, dann sollten Sie zu einem Arzt gehen, der mit der Methode wirklich vertraut ist. Leider wird diese Art der Behandlung an keiner Universität gelehrt. Sie müssen also davon ausgehen, dass die meisten Ärzte sich damit nicht auskennen. Und gerade die Ärzte, die besonders engagiert sind und deswegen viel zu Fortbildungen gehen, bekommen überwiegend die Informationen der Pharmaindustrie, die 80 Prozent der Fortbildungen und Veröffentlichungen ganz oder teilweise finanziert. Nachdem RIMKUS® mittlerweile als ein Begriff für gute Hormontherapie in den Wechseljahren bekannt geworden ist, schmücken sich immer mehr Ärzte mit diesem Namen und machen entsprechende Werbung. Um für Sie als Patient Sicherheit herzustellen, haben wir 2011 die Marke RIMKUS® vom Europäischen Marken- und Patentamt schützen lassen. Der Begriff RIMKUS® darf seitdem nur noch unter bestimmten Voraussetzungen verwendet werden.

Diese Erlaubnis wird dann erteilt, wenn z. B. jemand die Kurse besucht hat und sich schriftlich verpflichtet, die Therapiegrundlagen einzuhalten. Dafür wird ein entsprechendes Zertifikat verliehen, das Sie sich jederzeit zeigen lassen können: Kein RIMKUS®-Zertifikat = keine RIMKUS®-Therapie!

In der Praxis ist es dadurch für Sie ganz einfach geworden: Dr. Volker Rimkus und ich haben inzwischen über 500 Ärzte ausgebildet, und wir tun das auch weiterhin.

Die laufend aktualisierte Liste der zertifizierten RIMKUS®-Therapeuten finden Sie – nach Postleitzahlen sortiert – im Internet unter www.hormon-netzwerk.de/therapeutenliste.

Zudem gibt es die Bücher und Veröffentlichungen von Dr. Rimkus und mir. Und es gibt einen sehr aktiven Blog unter www.hormon-netzwerk.de, wo auch erfahrene Anwenderinnen über ihre Erfahrungen berichten und Tipps geben.

Ich will mit der RIMKUS®-Therapie anfangen. Was muss ich zum Ersttermin mitbringen, und was ist bei diesem und den Kontrollterminen zu beachten?

Wenn Sie eine Behandlung mit Sexualhormonen überlegen, ist es natürlich wichtig, vorher Erkrankungen des gynäkologischen Raumes bzw. Erkrankungen von ableitenden Harnwegen und Prostata auszuschließen. Gynäkologische und urologische (wie z. B. auch der Prostata) Erkrankungen sprechen vielfach sehr gut auf eine Hormontherapie an, das kann und sollte also gegebenenfalls bei der Therapie berücksichtigt werden.

Wir bitten deshalb unsere Patienten, **vor Aufnahme einer Hormonbehandlung** eine gynäkologische bzw. urologische Krebsvorsorgeuntersuchung zu machen und den schriftlichen Befund in Kopie mitzubringen. Wenn das nicht möglich ist, sollte der Befund spätestens **vor** der nächsten Verordnung in drei Monaten vorliegen. Der schriftliche Befund ist zur Absicherung und Dokumentation unbedingt nötig. Wir können sonst bei unseren Patienten nicht sicher sein, dass keine Erkrankung der entsprechenden Organe vorliegt.

Falls ein krankhafter Befund vorliegen sollte, ist damit nicht automatisch eine Hormontherapie unmöglich, aber die passende Therapie sollte mit dem Arzt besprochen und an die konkreten Besonderheiten angepasst werden. Dies gilt insbesondere bei Tumorerkrankungen.

Die RIMKUS®-Therapie gründet auf der Bestimmung der vorhandenen Hormonspiegel. Deshalb wird zunächst eine aktuelle Blutabnahme durchgeführt, um die aktuellen Spiegel von Östradiol, FSH, Progesteron und Vitamin D zu bestimmen.

Wenn sich ein Mangel dieser Hormone zeigt, dann erfolgt die Verschreibung einer auf diesen Hormonspiegel abgestimmten Hormondosis. Die Dosierung wird also individuell festgelegt. Spezielle zertifizierte Apotheken, die einen Schwerpunkt in der

Herstellung dieser Hormonkapseln haben, produzieren dann die Hormonkapseln mit der jeweiligen persönlichen Dosierung. Um das fachgerecht durchführen zu können, müssen sich Ärzte in dieser Sache spezifisch fortbilden. Deshalb bietet das Hormon-Netzwerk entsprechende Seminare an. Absolventen werden auf der Therapeutenliste geführt, die Sie im Internet unter www.hormon-netzwerk.de/therapeutenliste finden.

Wenn Sie sich schon entschieden haben, eine Hormonergänzungstherapie HET mit human-identischen Hormonen zu machen, dann können Sie gern bei Ihrem Hausarzt, Endokrinologen oder Frauenarzt die Spiegel dieser Hormone bestimmen lassen und die Ergebnisse zu Ihrem ersten Termin beim RIMKUS®-Arzt mitbringen.

Dieser führt dann zunächst eine Erhebung der Krankengeschichte (Anamnese) durch, um zu klären, ob Ihre Beschwerden auch wirklich mit einem Hormonmangel zusammenhängen oder ob sich dahinter eine andere Krankheit verbergen könnte; z. B. verursachen ein Eisenmangel, eine Depression oder eine Schilddrüsenerkrankung ähnliche Beschwerden. Das muss also vor einer Behandlung nach RIMKUS® ausgeschlossen werden, damit die Therapie nicht in die falsche Richtung geht.

Am Ende des Ersttermins erfolgt die Verschreibung der human-identischen Hormone, in der Regel als Kapseln mit individueller Dosierung, welche dann von der Apotheke für Sie hergestellt werden.

Beim Kontrolltermin nach drei Monaten (später alle sechs Monate) erhalten Sie einen Fragebogen, in dem nach Ihren Symptomen und Ihrem Befinden gefragt wird. Sie können und sollten auch alle Beschwerden nennen, die möglicherweise neu aufgetreten sind oder die mit den Hormonen zusammenhängen könnten, wie z. B. Brustspannen, Änderungen des Blutungsvehaltens, Stimmungsschwankungen, Veränderungen von Libido und Konzentration; aber auch Änderungen der Temperaturregulation (Schwitzen) oder des Schlafverhaltens … Wenn das bei Ihnen der Fall sein sollte, dann sollten Sie dies Ihrem Arzt mitteilen, damit er das ggf. bei der neuen Dosierung berücksichtigen kann.

Nach Blutabnahme zur Kontrolle des aktuellen Hormonspiegels erfolgt die erneute Verschreibung der Hormone, wobei die Dosierung bei Bedarf neu angepasst wird – wieder für drei Monate, bis dann die nächste Kontrolle erfolgt.

Wenn der Zielkorridor (Referenzbereich) Ihrer Hormone zweimal erreicht wurde, können wir auf halbjährliche Kontrollen übergehen.

Falls unerwartete Symptome oder sonstige Beschwerden auftreten, können Sie sich aber natürlich auch zwischendurch jederzeit an Ihren RIMKUS®-Arzt wenden.

Wie funktioniert das mit der Blutabnahme und der Einnahme der Kapseln? Muss ich bei der Blutabnahme auf irgendetwas achten, z. B. nüchtern sein?

Sie müssen nicht nüchtern zur Blutabnahme kommen. Aber: Nachdem die Hormonkapsel geschluckt wurde, dauert es in der Regel ungefähr zwei Stunden, bis die darin enthaltenen Hormone allmählich ihre maximalen Blutspiegel erreichen.

Um vergleichbare Messbedingungen zu definieren, müssen Sie also beim Kontrolltermin immer zwei Stunden vor der Blutabnahme die RIMKUS®-Kapsel eingenommen haben.

Falls Sie **Biotin** einnehmen, sollte das am Tag vor der Blutabnahme abgesetzt werden, weil Biotin die Messung von Hormonen verfälschen kann. Das gilt auch für **Grapefruitsaft**, **Bitterorange** (z. B. in Campari® oder Aperol®) und bestimmte (Makrolid-) **Antibiotika** sowie eine ganze Reihe weiterer Medikamente, die am Tag vor der Messung und am Tag der Messung weggelassen werden sollten.

Was sind Normwerte bzw. Norm-Ziel-Werte nach RIMKUS®, und warum weichen sie von den üblichen Normwerten ab?

Die üblichen statistisch gewonnenen Durchschnitts-Normwerte beschreiben die gesamte Bandbreite, in der Hormone bei gesunden Menschen gefunden werden können. Das umfasst sowohl Kinder mit sehr niedrigen als auch schwangere Frauen mit extrem hohen Hormonspiegeln. Frauen in der Menopause und danach oder ältere Männer entwickeln typischerweise aber einen Hormonmangel und bekommen deshalb Beschwerden, obwohl ihre Hormonspiegel immer noch innerhalb der statistischen Normwerte liegen – der Mangel wird nicht als solcher erkannt.

Deshalb hat Dr. Volker Rimkus Zielbereiche (Referenzbereiche) für die Therapie von Frauen und Männern definiert. Die RIMKUS®-Norm-Ziel-Werte sind die Hormon-Referenzbereiche, die wir im Lauf der Behandlung erreichen wollen. Sie wurden in über 30 Jahren Erfahrung erprobt und so festgelegt, dass 85 Prozent der Patienten damit keine Beschwerden mehr haben.

Es handelt sich bei den RIMKUS®-Referenzbereichen also nicht um die statistisch »normalen« altersentsprechenden Durchschnittsspiegel, weil die ja nur den bekannten altersbedingten Hormonmangel beschreiben. Und es handelt sich auch nicht etwa um die Hormonspiegel junger Frauen, die manchmal enorm hoch sein können.

Stattdessen wurden durch Tausende wiederholte Messungen die Hormonspiegel ermittelt, die mindestens vorhanden sein müssen, um weitgehende Symptomfreiheit zu erreichen. Es handelt sich bei unseren Referenzbereichen also um eine **physiologische Mindestversorgung**, die zudem durch laufende Kontrollmessungen überprüft wird.

Erfreulicherweise haben von uns unabhängige wissenschaftliche Publikationen diese Zielbereiche bestätigt. Damit können wir also von sehr gut geprüften empfehlenswerten Ziel- bzw. Referenzbereichen ausgehen (eine Tabelle mit den entsprechenden Werten finden Sie im 1. Teil des Buches auf S. 38).

Welche Fehler können bei der Messung der Hormonspiegel auftreten?

Es gibt zwei Kriterien, an denen sich Ihr RIMKUS®-Arzt für die neue Dosierung orientiert: einmal Ihr persönliches Befinden (hierzu füllen Sie in der Regel einen kleinen Fragebogen aus) und zum anderen die im Blut gemessenen Hormonspiegel. Wenn aber die Labormessung nicht stimmt, dann stimmt die neue Dosierung auch nicht. Ganz so einfach ist die Bestimmung der Sexualhormone nämlich nicht, weil es sich um extrem geringe Mengen handelt und damit sehr leicht einmal Fehler passieren können. Deshalb empfehlen wir den RIMKUS®-Therapeuten, Labore zu beauftragen, die einen Schwerpunkt in der Messung der Hormone gebildet haben, weil dann auf Laborseite mehr Erfahrung besteht und so mögliche Fehler schneller auffallen und leichter korrigiert werden können.

Zudem ändern die Hormon-Testkit-Hersteller (wie Roche oder Siemens oder andere) gelegentlich die Messkits (also die Reagenzien, mit denen die Labore die Messungen machen). Der Laborarzt erhält dann »Mondwerte«, die nicht mit der Einnahme und auch nicht mit den bisherigen Messungen übereinstimmen. Zuletzt ist das Anfang Januar 2016 passiert, was zu ganz erheblichen Schwankungen in den Messungen geführt hat. Inzwischen funktionieren die meisten Messungen aber zumindest wieder so einigermaßen. Dennoch kann es in Einzelfällen immer wieder zu befremdlichen und »unerklärlichen« Abweichungen kommen. Deshalb ist es sehr wichtig, die persönlichen Symptome auf dem Fragebogen anzugeben bzw. dem Arzt mitzuteilen – und einen Arzt zu haben, der sich mit der Methode auskennt. Im Zweifelsfall wird man immer mehr den persönlichen Symptomen folgen als einem möglicherweise nicht korrekten Laborwert.

Auch bei Apotheken kann es immer wieder zu Herstellungsfehlern kommen, sodass nicht wirksame Hormonkapseln oder Kapseln mit verminderter Wirksamkeit hergestellt werden (wenn z. B. die Suspendierung in Öl zur Lösung des Hormonpulvers nicht korrekt durchgeführt wird oder andere Fehler vorliegen). Auch wenn von Rechts wegen in Deutschland theoretisch jede Apotheke jedes Rezept herstellen können muss (Kontrahierungszwang), so ist die Herstellung der RIMKUS®-Kapseln handwerklich komplex und herausfordernd. Um das Risiko zu vermindern, bietet das Hormon-Netzwerk Apotheken die Möglichkeit, sich zertifizieren zu lassen, wenn sie einen Schwerpunkt in der Herstellung von Hormonkapseln aufbauen möchten. Für Sie als Patient ist damit bei zertifizierten Apotheken eine hohe Sicherheit gegeben, einwandfrei hergestellte und damit wirksame Hormonkapseln zu bekommen.

Mein Arzt will meine Hormonspiegel gar nicht messen, weil das angeblich eine unnötige Geldschneiderei sei und er meinen Hormonstatus bei der gynäkologischen Untersuchung sowieso sehe. Außerdem schwankten die Hormone während des Zyklus laufend, und deswegen könne man die auch gar nicht beurteilen. Zudem sei die Speichelmessung besser als die Messung im Blut, weil nur im Speichel die aktiven, ungebundenen Hormone gemessen werden könnten. Was stimmt denn jetzt?

Erstens: Die Hormonspiegel sollten schon bestimmt werden, damit Sie und Ihr RIMKUS®-Therapeut wissen, wo Sie hormonell stehen. Eine Geldschneiderei kann ich an dieser Hormonbestimmung nicht erkennen; es wird in der Medizin so viel gemessen – und hier, wo es wirklich darauf ankommt, soll es auf einmal unnötig sein?

In der Regel sollten Gynäkologen über die Änderung der Hormonspiegel im Lauf des Zyklus Bescheid wissen und diese bei der Beurteilung der gemessenen Werte entsprechend berücksichtigen.

Zweitens: Es stimmt, auch im Speichel können Hormone bestimmt werden. Aber im Speichel findet sich nur ein sehr kleiner Teil davon – nämlich die **nicht** an SHBG (Sexualhormon-bindendes Globulin) oder an Albumin (ein anderes Transporteiweiß) gebundenen Hormone. SHBG und Albumin sind eine Art Transporter, welche in der Leber gebildet werden, um die Hormone gezielt dorthin zu befördern, wo sie gebraucht werden. Im Speichel finden sich nur nicht gebundene Hormone. Die Speicheldrüsen sind nicht in der Lage, an Transporteiweiße gebundene Hormone durchzulassen, da diese zu groß sind. Die Behauptung, dass nur die freien, nicht gebundenen Hormone biologisch aktiv seien, ist rein willkürlich und widerspricht den physiologischen Gegebenheiten. Das Gegenteil trifft zu: Das SHBG ist nicht nur als Transporter bedeutsam, sondern es wirkt auch entscheidend bei der Aufnahme der Hormone durch die Zellmembran mit.

Zudem zeigt die tägliche praktische Erfahrung, dass – im Gegensatz zu den im Speichel gemessenen Hormonspiegeln – die im Blut gemessenen Hormonspiegel einen direkten Bezug zu den Beschwerden widerspiegeln. Dabei messen wir die Gesamthormonmenge im Blut (wo ca. 95 bis 99 Prozent der Hormone an SHBG und Albumin gebunden vorliegen). Kein seriöser Arzt sollte daher eine hormonelle Substitution ohne Bluthormonspiegelbestimmung machen (oder sich auf eine Speichelmessung verlassen).

Ich fühle mich eigentlich sehr wohl bei meinem Frauenarzt. Nun warnt er mich aber vor der Behandlung mit bio-identischen Hormonen, weil es bei Hormonen, die oral eingenommen werden, einen »First-Pass-Effekt« gibt, der zu Leberschäden führen kann. Er sagt,

dass ich deshalb besser Hormoncremes verwenden soll. Was soll ich tun?

Zum Thema Hormone in Form von Kapseln oder Cremes sehen Sie sich bitte meine Antwort auf die Frage auf S. 101 an.

Zur Leberbelastung: Wenn synthetische Hormone zugeführt werden, dann belasten diese die Leber, das ist in vielen Studien sehr klar gezeigt worden. Das ist auch nicht überraschend, denn der Organismus treibt einen erheblichen Aufwand bei dem Versuch, diese unnatürlichen hormonähnlichen Substanzen abzubauen. Dabei entstehen auch potenziell gefährliche Stoffwechselprodukte (Metaboliten). In der Regel schaffen Leber und Niere das ziemlich gut, und es entsteht kein Schaden. Aber gelegentlich können auch potenziell gefährliche Abfallstoffe anfallen, die dann leider zum Anstieg von Erkrankungsrisiken bis hin zu Krebs führen können.

Mit First-Pass-Effekt ist gemeint, dass sehr viele Substanzen nach der Aufnahme in den Darm zunächst die Leber passieren und dass dort bereits erste Veränderungen stattfinden. Mit diesem in der Leber stattfindenden Hormonabbauprozess kann sich die Wirkung des jeweiligen Stoffs verändern und das Organ vermehrt belasten.

Da sich aber human-identische Hormone bekanntlich in keiner Weise von den natürlichen Hormonen unterscheiden und die Natur über Jahrmillionen gelernt hat, diese so auszuscheiden, dass dabei keine Gefahr für den Körper entsteht, belasten sie Nieren oder Leber nicht. Es konnte sogar gezeigt werden, dass bei physiologischen Östrogenspiegeln die Leberdurchblutung besser wird. Der First-Pass-Effekt spielt zudem bei den human-identischen Hormonen nach RIMKUS® eine untergeordnete Rolle, weil die Hormone aufgrund ihrer Suspension (Lösung) in Öl bereits im Magen in die Lymphe aufgenommen werden und damit überwiegend die erste Leberpassage und somit den damit verbundenen Umbau in der Leber umgehen.

Wie wirkt sich die RIMKUS®-Therapie auf bestimmte Erkrankungen aus, z. B. Faktor-V-Leiden, Thrombose oder Turner-Syndrom?

In vielen Studien wurde bestätigt, dass sich der Gesundheitszustand bei den genannten (und weiteren) Krankheiten durch eine Therapie mit Sexualhormonen verschlechtern kann. Auf den ersten Blick ist das also eine Kontraindikation: Viele dieser Erkrankungen scheinen eine Hormontherapie zu verbieten.

Aber die genannten Studien wurden mit synthetisch modifizierten Hormonderivaten (siehe Abschnitt »Synthetisch modifizierte Hormonderivate«, S. 25) durchgeführt, und die hierbei gewonnenen Erkenntnisse können **nicht** auf die human-identischen Hormone übertragen werden.

Teilweise **verursachen** synthetisch veränderte Hormone sogar genau die Symptome und Beschwerden, welche mit den unveränderten bio-identischen Hormonen behandelt werden können. Zudem ist der RIMKUS®-Referenzbereich deutlich niedriger als der natürliche Hormonanstieg im Rahmen des normalen Zyklus einer Frau, d. h. im normalen Zyklus der fruchtbaren Jahre sind die Hormonspiegel zeitweise wesentlich höher.

Fazit: Bei keiner dieser Erkrankungen muss auf die Einnahme von human-identischen Hormonen verzichtet werden, wenn die natürlichen Hormonspiegel z. B. altersbedingt abfallen. Im Gegenteil: Diese Erkrankungen werden durch die Einnahme der natürlichen human-identischen Hormone nicht schlimmer, und das allgemeine Erkrankungsrisiko sinkt sogar.

Kann man mit der RIMKUS®-Methode auch Osteoporose vorbeugen und behandeln?

Osteoporose (Knochenschwund) bzw. ihre Vorstufe, die Osteopenie (Knochendichteminderung), ist eine Erkrankung, bei der die Knochen »porös« werden, wie schon der Name sagt. Für einen gesunden festen Knochen ist einer der wichtigsten Faktoren die passende Belastung durch ausreichend viel Bewegung. Knochen sind nämlich nicht starr, sondern sie haben hochlebendige Knochenzellen (Osteozyten). So wird laufend Knochen aufgebaut und wieder abgebaut. Das erfolgt je nach Belastung: Dort, wo die Belastungen hoch sind, wird Knochenstruktur vermehrt angelagert durch die sogenannten Osteoblasten (Knochenaufbauzellen). Dort, wo die Belastung zurückgeht, wird Knochensubstanz durch die sogenannten Osteoklasten abgebaut. Es ist also ein ständiger Auf- und Abbau – je nach Erfordernis –, und damit ist der Knochen immer so dick wie erforderlich und gleichzeitig so leicht wie möglich.

Die Osteoporosegefahr steigt deutlich mit den abnehmenden Hormonspiegeln in den Wechseljahren, Frauen über fünfzig haben ein viel höheres und laufend zunehmendes Risiko für Knochenschwund, bei Männern setzt diese Entwicklung deutlich später ein.

Gegebenenfalls sollte die Knochendichte durch ein bildgebendes Verfahren (z. B. Dexa®) bestimmt werden.

Knochen haben einen eigenen Stoffwechsel. Günstig für den Knochenstoffwechsel ist neben Bewegung (siehe oben) eine Ernährung mit viel Calcium (Milch, Eiweiß), Vitamin D, Vitamin K, Magnesium etc. Störungen des Knochenstoffwechsels können zu einem Knochenstrukturmangel (Osteoporose) führen. Deshalb raten wir zur Überprüfung der Knochendichte (Knochendichtemessung) etwa ab dem 50. Lebensjahr (d. h. nach Eintreten der Menopause). Mann/Frau sollte das Osteoporoserisiko nicht auf die leichte Schulter nehmen, aber auch keine unnötige Angst davor haben. Eine Frau, die mit 65 Jahren keine Osteoporose entwickelt hat, wird höchstwahrscheinlich auch in den nächsten 15 Jahren davon verschont bleiben. Um das Risiko zu minimieren, empfehlen wir gegebenenfalls die Ergänzung/Zufuhr von:

- Calcium
- Vitamin D + Vitamin K

- PTH (Parathormon, wird in den Nebenschilddrüsen gebildet)
- Sexualhormonen (Östrogen).

Welche Nebenwirkungen können bei der RIMKUS®-Therapie auftreten?

Eventuell auftretende Risiken und unerwünschte (Neben-)Wirkungen der human-identischen Hormone unterscheiden sich ganz wesentlich von denen der synthetisch modifizierten Hormone, was ja auch für die erwünschten Wirkungen gilt (siehe Kapitel »Was sind Hormone und wie wirken sie?«, S. 19).

Eigentlich kennen wir bei der RIMKUS®-Therapie (fast) keine unerwünschten Wirkungen. Wenn nur ein Mangel aufgefüllt wird, wie soll es da zu unerwünschten Wirkungen kommen?

Unerwünschte Wirkungen entstehen eigentlich nur, wenn die Dosierung (noch) nicht passt. Gelegentlich kann es bei Dosiserhöhungen zu Spannen der Brust kommen, was aber nach ein paar Tagen meist von selbst wieder abklingt. Wenn aber Schmerzen auftreten oder sich das nicht von selber wieder gibt, kann Ihr Arzt die Progesterondosis erhöhen oder Mastodynon® Tropfen zur äußerlichen Anwendung und/oder AntiMas® Salbe (Firma Selz) zum Auftragen auf die Brust verschreiben.

Mitunter treten (verlängerte oder verstärkte) Blutungen auf, oder die Blutungen kommen in kürzeren Abständen. Das sind ganz normale Folgen der Hormongabe, die sich ebenfalls meist von selbst regeln. Mitunter wird der RIMKUS®-Therapeut dann die Dosis anpassen und mehr Progesteron verschreiben oder Zusatzkapseln, die ausschließlich Progesteron enthalten. Sie werden ab dem 14. Zyklustag eingenommen, sofern noch ein Zyklus vorhanden ist, ansonsten während der verlängerten Blutungsneigung.

In den allermeisten Fällen kommt es zu so gut wie keinen unerwünschten Wirkungen, und das hat ganz maßgeblich zur Verbreitung der RIMKUS®-Methode beigetragen.

Kann ich (58 Jahre) einen Herzinfarkt bekommen, wenn ich Ihre Hormone einnehme?

Wie schon mehrfach beschrieben, vermindern gute natürliche Hormonspiegel das Risiko für Krankheiten. Dagegen verursacht ein Hormonmangel ansteigende Risiken.

Und das gilt auch für Herzinfarkt. Die Scheu vor der Einnahme von Hormonen ist durch Studien entstanden, bei denen durch Gabe von modifizierten Hormonen viele Risiken deutlich anstiegen. Dazu gehörte auch das Risiko für Herz-Kreislauf-Erkrankungen wie Herzinfarkt. Aber die in den Studien untersuchten synthetisch modifizierten Hormonderivate sind durch Änderungen in ihrer Molekülstruktur gekennzeichnet, was zu Unterschieden gegenüber nicht veränderten Hormonen in Wirkung und Nebenwirkungen führt.

Im Rahmen der Behandlung mit natürlichen human-identischen Hormonen werden veränderte Hormonderivate überhaupt nicht eingesetzt, sondern eben ausschließlich Hormone mit Originalstruktur.

Damit ist durch die Einnahme von human-identischen Hormonen nach RIMKUS® eher eine Verminderung des Herzinfarktrisikos zu erwarten und nicht eine Zunahme – was sich auch in den Studien zu physiologischen bzw. human-identischen Hormonen gezeigt hat.

Was kann die Wirksamkeit der Hormone beeinflussen, und welche Heilungshindernisse und Regulationsblockaden kann es geben? Wie können diese behandelt werden?

In seltenen Fällen kann es im Organismus zu Störungen oder Blockaden kommen, sodass die Hormone ihre günstige Wirkung nicht oder nicht vollständig entfalten können. Sehr häufig liegen zu **niedrige Spiegel** von **Zink** und **Kupfer** vor. Diese Spurenelemente sind aber für die Bioverfügbarkeit und Wirkung der Hormone essenziell. Deshalb fügte Dr. med. Volker Rimkus bei der Weiterentwicklung seiner RIMKUS®-Kapseln diesen sowohl Zink als auch Kupfer hinzu. In der üblichen Rezeptur sind also heute sowohl eine physiologische Mindestmenge Zink (in Form von Zinkglukonat/-orotat, was ungefähr einem Siebtel organischem Zink entspricht) und Kupfer (in Form von Kupferglukonat/-orotat, was ebenfalls ungefähr einem Siebtel organischem Kupfer entspricht) enthalten.

Weitere Hindernisse können Störungen in der Regulation des **vegetativen Nervensystems** sein. Dies ist u. a. eine Domäne der **Neuraltherapie nach Huneke und Aslan.** Durch entsprechende Untersuchungen (z. B. der Adler-Lange-Druckpunkte = zervikale Reflexzonen) können Blockaden und Störfelder des vegetativen Nervensystems aufgespürt werden. Dazu gehören auch Narbengewebe z. B. nach Entfernung der Mandeln (Tonsillektomie), im gynäkologischen Bereich (z. B. nach Kaiserschnitt oder Gebärmutterentfernung oder an einer Dammrissnaht) sowie nach anderen Eingriffen. Hier bietet die Neuraltherapie wirksame Diagnosewege und Behandlungsstrategien.

Auch **anhaltender Stress,** z. B. nach schlimmen Erlebnissen (posttraumatische Belastungsstörung), bei Partnerschaftsproblemen oder in beruflichen Belastungsphasen (auch Mobbing), kann die hormonelle Regulation stören. Die Symptome lassen sich teilweise neuraltherapeutisch behandeln, weil erfahrene Neuraltherapeuten auch das vegetative Nervensystem (VNS) beeinflussen können. Ergänzend bieten sich für das VNS Procain-Basen-Infusionen (PBI) und gegebenenfalls pflanzliche Mittel an, z. B. Neurotropan® und andere. Eventuell sollte auch psychotherapeutische Unterstützung hinzugezogen werden.

Nicht verbrauchte natürliche Hormone strömen mit dem venösen sauerstoff- und nährstoffarmen Blut zur Leber zurück und werden dort abgebaut. Der Abbauprozess in der Leber ist zwar über Hunderttausende Jahre optimiert und grundsätzlich für den Körper unschädlich. Aber leider ist die Leber oft geschädigt oder geschwächt, z. B. nach einer alkoholbedingten oder infektiösen (Hepatitis) Lebererkrankung, am häufigsten jedoch durch eine sogenannte Fettleber (Steatosis hepatis). In der Folge können die Hormone (und viele andere Stoffe) von der Leber schlechter abgebaut werden. Deshalb empfehlen wir, vor Aufnahme einer Hormontherapie die Leberwerte umfassend zu bestimmen und gegebenenfalls eine Lebertherapie zu machen. Sehr bewährt hat sich der Extrakt der Arzneipflanze Mariendistel, die schon von Hildegard von Bingen im Mittelalter entdeckt und eingesetzt wurde: Carduus marianus oder Silymarin gibt es von vielen unterschiedlichen Herstellern, wir haben beste Erfahrungen mit Carduus marianus von Ceres® sowie mit Silymarin von Loges®, Madaus® oder anderen Herstellern (Generika) gemacht. Auch eine **Leberkur** mit dem klassischen feucht-heißen Wickel nach Kneipp kann sehr hilfreich sein. Die Einnahme von Bitterstoffen (z. B. Bitterelixier von WALA) kann die Aufnahme der in Öl gelösten human-identischen Hormone unterstützen. Das hilft besonders dann, wenn Fett generell nicht so gut vertragen wird.

Interessanterweise können auch **Störungen der Darmbakterien (»Mikrobiom«)** Hindernisse für das Hormonsystem darstellen: Wir führen bei entsprechenden Symptomen wie Blähbauch, gereiztem Darm oder unregelmäßigem Stuhlgang eine **Stuhlflora-Analyse** durch, um Aufschluss über die Zusammensetzung der Darmflora zu erhalten und Fehlbesiedelungen (z. B. durch Pilze) und Entzündungen auszuschließen. Daraus leiten sich dann gegebenenfalls entsprechende Behandlungen ab, die meist in der Gabe von Prä- und Probiotika bestehen, in der Regel zusammen mit einer Ansäuerung des Darms (z. B. mit Rechtsregulat®- oder Milchsäure Pflüger®-Tabletten).

Welche Gründe könnten vorliegen, wenn eine Behandlung nicht anschlägt/nicht funktioniert?

Dass die Hormone nicht im Körper ankommen – man spricht dann von einer schlechten »Bioverfügbarkeit« –, ist sehr, sehr selten.

In der Regel handelt es sich um Einnahmefehler, um Fehler bei der Messung der Hormonwerte oder um Fehler in der Herstellung der Hormonkapseln.

Welche Einnahmefehler können passieren?

Gar nicht so selten nehmen Patienten nur **eine** Kapsel ein, aus Sparsamkeitsgründen oder weil sie das Einnahmeschema falsch verstanden haben oder aus Vergesslichkeit. Im Rahmen der RIMKUS®-Therapie werden regelmäßig **zwei** Kapseln täglich verordnet. (Wenn aufgrund des persönlichen Bedarfs einmal besonders viel Hormone in eine Kapsel hineinmüssen, kann ausnahmsweise eine Einzeldosis auf zwei Kapseln aufgeteilt werden; in diesem Fall müssen vier Kapseln täglich eingenommen werden. Der Apotheker schreibt das aber dann ausdrücklich auf die Packung.) Also: in der Regel zweimal täglich eine Kapsel. Wenn aber nur eine Kapsel eingenommen wird, dann ist auch nur die halbe Hormondosis im Körper – und damit kann der Erfolg der Hormontherapie gefährdet sein. Zudem gibt es starke Schwankungen der Hormonspiegel. Wir möchten aber »Ruhe an der Hormonfront« erreichen.

Es ist wie beim Autofahren: Ständig abwechselndes Bremsen und Gasgeben führt zum Ruckeln des Autos, es kann einem richtig schlecht werden, zudem werden die Bremsen verschlissen und mehr Kraftstoff verbraucht.

Zweithäufigster Fehler: Die Hormonkapseln werden am Tag der Kontrolluntersuchung nicht zwei Stunden vor der Blutabnahme eingenommen. Das ist deshalb wichtig, weil die Hormone in den Kapseln ungefähr zwei Stunden brauchen, bis sie im Blut den höchsten Spiegel erreicht haben. Wenn nun aber die Kapseln z. B. fünf oder sechs Stunden vor der Blutabnahme eingenommen wurden, dann ist der Spiegel in der Zwischenzeit schon wieder abgesunken, und die Messung ergibt fälschlicherweise zu niedrige Hormonspiegel. Fazit:

- **2 x täglich** eine RIMKUS®-Kapsel;
- am Tag der Kontrolluntersuchung die morgendliche Kapsel **2 Stunden** vor der Blutabnahme einnehmen.

Wie lange muss ich überhaupt die Kapseln einnehmen? Und wie ist das im Alter: Hormone mit über siebzig. Macht das noch Sinn?

Mit den Hormonkapseln füllen wir einen Mangel wieder auf. Dieser Mangel entsteht durch die altersbedingte Erschöpfung der Hormondrüsen. Es ist also nicht zu erwarten, dass der Körper das irgendwann selber wieder schafft.

Das heißt, wir können die Ursache leider nicht »heilen«, denn bei den menopausalen Beschwerden handelt sich um einen dauerhaften Hormonmangelzustand.

Natürlich können Sie jederzeit die Einnahme der Kapseln unterbrechen, aber dann sinken auch die Hormonspiegel innerhalb ein, zwei Tagen wieder ab, und die Mangelbeschwerden kommen wieder zurück.

Damit ist die Antwort klar: Sie können die Kapseln so lange einnehmen, wie Sie wollen, konkret: so lange, wie der Hormonmangel besteht.

Und damit sind wir bei der Frage nach der Einnahme »im Alter«: Das »Alter« ist eigentlich kein Zustand, der einen plötzlich von außen anfällt, sondern wir gehen durch unser Leben und stellen irgendwann fest: Holla – ich bin ja »alt«.

Oft ist diese Überraschung mit dem Eintreten der Menopause verbunden, also mit dem Ausbleiben der Monatsblutung. In der eigenen Wahrnehmung kann das doch jetzt noch nicht sein. Und nun ist es also plötzlich doch schon so weit. Das ist manchmal schon ein kleiner Schock. Die hormonelle Definition von »Alter« geht also vom Erlöschen der Menstruation aus und beschreibt das definitive Ende der fruchtbaren Jahre.

Wenn wir den historischen Zusammenhang betrachten, verwundert das eigentlich nicht mehr: Noch vor hundert Jahren hatten Frauen in Deutschland eine durchschnittliche Lebenserwartung von 47 Jahren (und Männer von 43 Jahren). Wir haben also in dieser kurzen Zeit fast eine Verdopplung der Lebensspanne erreicht. Natürlich können sich unsere Hormondrüsen nicht so schnell umstellen, sondern die biologische natürliche Hormonproduktion erlischt nach wie vor etwa um das 50. Lebensjahr herum – und wir müssen lernen, mit der mangelhaften Hormonproduktion irgendwie zurechtzukommen. Genau hier greifen wir mit der Hormontherapie ein: Wir füllen den altersbedingt entstehenden Hormonmangel wieder auf. Bei der RIMKUS®-Therapie wird der vorherige (gesunde) physiologische Zustand wiederhergestellt. Damit kann der Organismus (fast) alles wieder, was er auch vor dem Verlust der Hormone konnte. Allerdings geht die Fähigkeit, auf Hormone mit entsprechenden Reaktionen zu reagieren, über die Jahre allmählich zurück. Insofern ist bei älteren Menschen nicht mehr mit einer kompletten Wiederherstellung aller hormonabhängigen Fähigkeiten zu rechnen. Aber auch wenn sich nicht das komplette hormonabhängige Leistungsspektrum wieder einstellt, so kann die Verbesserung einzelner Fähigkeiten zu einer erheblichen Verbesserung der Lebensqualität beitragen.

Und damit ist eigentlich die Antwort schon gegeben: Ja, Sie können die Hormone so lange auffüllen, wie Sie das tun möchten. Wenn z. B. Gelenkschmerzen oder eine Schlafstörung zurückgeht oder gänzlich verschwindet, trockene Schleimhäute (an Scheide, Augen, Nase, Darm etc.) wieder elastisch werden und nicht mehr entzündet sind, die Stimmung wieder ins Positive dreht oder sich unangenehme Blasenprobleme bessern, dann ist das zwar noch keine vollkommene Wiederherstellung des Zustands wie in der Jugend, aber eine erhebliche Verbesserung der Lebensqualität. Gerade bei Menschen jenseits der siebzig verzeichnen RIMKUS®-Ärzte sehr bewegende Therapieerfolge.

Übrigens: Mein ältester männlicher Hormon-Patient ist 90 und meine älteste Patientin 88 Jahre alt.

Ich vertrage die RIMKUS®-Hormonkapseln nicht. Nach jeder Einnahme werde ich sehr nervös, kann mich kaum konzentrieren, mein Herz schlägt ganz unregelmäßig, und ich spüre ein Schwirren in der Halsschlagader. Ich habe schon alles Mögliche ausprobiert, auch Hormoncremes und -zäpfchen, jedes Mal ist es dasselbe. Habe ich eine Allergie gegen Sexualhormone?

Gelegentlich wird berichtet, dass bio-identische Hormone nicht vertragen werden oder dass eine »Allergie« auftritt, weil bei Einnahme der Kapseln die oben genannten Symptome auftreten. In Wirklichkeit sind das aber Zeichen einer **Pseudo-Schilddrüsenüberfunktion.** Wie kommt es dazu?

Das Hormon Progesteron führt zu einer erhöhten Empfindlichkeit des Körpers für Schilddrüsenhormone. Das ist bei schwangeren Frauen sehr sinnvoll, weil damit der Stoffwechsel stärker angekurbelt wird, was ja dringend notwendig ist für die Bewältigung der ungeheuren Anforderungen einer Schwangerschaft. Wenn aber die Schilddrüse im Rahmen der Wechseljahre schwächer wird, dann schafft sie es kaum mehr, genug Hormone zu produzieren, und gibt diese nicht mehr kontinuierlich, sondern stoßweise ab.

Wenn nun Progesteron eingenommen wird, erhöht sich damit die Sensibilität des Körpers für die Schilddrüsenhormone und man spürt plötzlich die Hormonstöße der Schilddrüse. Die waren vorher auch schon da, aber man bzw. frau hat es nicht gemerkt. Viele meinen dann, sie hätten eine »Allergie« gegen Progesteron oder gegen die Hormone ganz allgemein. Therapeutisch sollte man sich dann um die Unterstützung der Schilddrüse kümmern (siehe Kapitel »Die Schilddrüsenhormone«, S. 59).

Mir wird morgens nach Einnahme der RIMKUS®-Kapseln immer ganz schwummerig, was kann ich tun?

Um die Hormontherapie zu vereinfachen, hatte sich Dr. Volker Rimkus entschieden, in der Apotheke Mischkapseln herstellen zu lassen. Die Mischkapseln enthalten Östrogen und Progesteron (sowie Zink und Kupfer) und machen die Einnahme viel einfacher, weil man nun morgens und abends nur je eine Kapsel einnehmen muss.

Allerdings gibt es immer wieder Patienten so wie Sie, die morgens nach Einnahme der Mischkapsel unerwünschte Wirkungen spüren, wie Müdigkeit oder Benommenheit oder zu tiefe Entspannung ... eben das, was Sie als »schwummerig« bezeichnen. Wenn so eine Reaktion auftritt, liegt das in der Regel am Progesteron, das manchmal morgens nicht so gut vertragen wird. Abends ist es hingegen oft durchaus willkommen, wenn man nach Einnahme der Kapsel müder und entspannter wird. Östradiol hingegen aktiviert und ist daher morgens willkommen, abends darf es davon lieber etwas weniger sein.

In diesen Fällen kann Ihr Arzt die Dosierung Ihrer Kapseln unterschiedlich gewichten, indem er zwei verschiedene Kapseln verordnet: eine Morgenkapsel mit mehr Östradiol und dafür weniger Progesteron und eine Abendkapsel mit mehr Progesteron und weniger Östradiol. Damit wird die Tagesgesamtdosis unterschiedlich akzentuiert, aber insgesamt nicht verändert.

Wenn aber die Abendkapsel **nur** Progesteron enthält und die Morgenkapsel **nur** Östradiol, dann muss die Dosierung in beiden Fällen verdoppelt werden – was häufig zu einer deutlichen Zunahme unerwünschter Wirkungen führt. Aus den oben genannten Gründen empfehlen wir das normalerweise nicht, es wäre aber im Ausnahmefall möglich.

Meine Hormonkapseln schmecken/riechen ranzig, sind die in Ordnung?

Die Qualität der Hormonkapseln sollte schon stimmen, weil wir so am besten die gewünschten Wirkungen erreichen können. Deshalb hat das Hormon-Netzwerk die Möglichkeit eingeführt, dass sich Apotheken zertifizieren lassen können.

Hormone brauchen aber eine winzige Menge an Öl oder einen anderen lipidhaltigen Träger, in dem das Hormonpulver gelöst werden kann. In der Regel ist das Olivenöl. Olivenöl kann bei sehr hohen Temperaturen im Sommer leider manchmal ranzig werden. Deswegen sollten Sie Hormonkapseln, die ranzig riechen oder schmecken, von Ihrem RIMKUS®-Arzt bzw. der Apotheke überprüfen lassen. Gegebenenfalls erhalten Sie ein Rezept für neue Kapseln.

Handelt es sich dagegen eher um einen bitteren Bei- bzw. Nachgeschmack, müssen Sie sich keine Gedanken machen – das ist typisch für Progesteron.

Meine Hormonkapseln sehen »komisch« aus und enthalten ein Pulver, sind die original/echt? Ich habe sie von einer Apotheke, die allerdings auf der Liste der zertifizierten Apotheken nicht auftaucht.

Da die Hormone in einer lipidhaltigen Grundlage gelöst sein müssen, um im Körper zu wirken, befindet sich in originalen RIMKUS®-Kapseln eine ölige Flüssigkeit, in der die Hormone gelöst (suspendiert) sind. Kapseln, die nur Pulver enthalten, erfüllen damit nicht die Grundvoraussetzungen einer wirksamen Hormontherapie.

Wenn Sie auf Nummer sicher gehen wollen, sollten Sie Ihre Hormonkapseln in Zukunft von einer zertifizierten Apotheke beziehen. Diese finden Sie unter: www.hormon-netzwerk.de/apotheken-fuer-humanidentische-hormone.

Die Hormonwirkung lässt nach, ich spüre keine Verbesserung. Liegt ein Fehler der Apotheke oder des Labors vor?

Zu Beginn einer Hormontherapie nach RIMKUS® befindet sich der Organismus in einem mehr oder weniger ausgeprägten Hormonmangelzustand. Jede Hormongabe ist überaus willkommen und führt zu einer Linderung der Symptome. Das ist aber noch keine suffiziente (ausreichende) Therapie, sondern eher der berühmte »Tropfen auf den heißen Stein«.

Nach anfänglicher Verbesserung stellen sich nach Verbrauch der Hormone gelegentlich die ursprünglichen Symptome allmählich wieder ein, allerdings in geringerer Intensität, weil ja zwischenzeitlich Hormone zugeführt wurden. Es ist dann also an der Zeit, die Dosis zu erhöhen, was ein erfahrener RIMKUS®-Arzt in der Regel auch macht.

Für den Patienten stellt sich das aber so dar, als ob nach anfänglichen Erfolgen die Wirkung nachlassen würde. In Wirklichkeit wacht nur der Organismus allmählich aus seinem Hormonmangelzustand auf und fährt den Hormonverbrauch langsam wieder hoch – es sind nun ja erneut Hormone vorhanden. Und damit genügt die zugeführte Hormondosis nicht mehr, weil der Verbrauch angestiegen ist; die Dosis muss erhöht werden.

Warum soll ich nicht zu den »richtigen« Hormonen wie z. B. Presomen® oder MPA zurückkehren, das schlägt nämlich mein Gynäkologe vor. Außerdem seien da die Nebenwirkungen genau erforscht und insofern gut zu steuern.

Die von Ihrem Gynäkologen als »richtige« Hormone bezeichneten Hormone sind in Wirklichkeit die »gefälschten«, nämlich konjugierte Hormon-Bruchstücke (siehe Abschnitt »Synthetisch modifizierte Hormonderivate«, S. 25) aus getrocknetem Urin trächtiger Stuten (Presomen®). Das sind nun wirklich keine Originalhormone.

Dazu kommt: Wenn erhebliche Risiken einer Therapie bekannt werden, dann muss doch mit allen Kräften nach Alternativen gesucht werden, anstatt zu sagen: »Wir wissen, wie gefährlich diese Produkte sind, und deshalb verwenden wir sie weiter.« Zumal eine weitgehend risikolose Alternative mit der RIMKUS®-Therapie – also mit den human-identischen Hormonen – längst vorliegt.

Eine Rückkehr zu der von Ihrem Gynäkologen vorgeschlagenen Therapie wäre also ein echter Rückschritt in der Behandlungsqualität – mit allen Folgen, was erwünschte Wirkungen (schlechtere Passung der synthetischen Hormone für die natürlichen Bedürfnisse und relative Unwirksamkeit) und unerwünschte Wirkungen (Anstieg der Risiken und Nebenwirkungen) angeht. Zudem können hormonelle Fertigarzneien nicht individuell dosiert werden und enthalten meist eine Vielzahl unterschiedlicher Zusatzstoffe.

Die vorgeschlagenen »richtigen Hormone« sind also in Wirklichkeit die deutlich schlechtere Behandlungsalternative.

Und was empfehlen Sie zur Ergänzung/als Alternative zur RIMKUS®-Therapie?

Die RIMKUS®-Therapie besteht im Auffüllen eines nachgewiesenen Hormonmangels mit unveränderten human-identischen

Hormonen in individueller Dosierung. Damit können also Mangelzustände ausgeglichen werden – individuell abgestimmt auf die jeweiligen Bedürfnisse.

Echte Alternativen dazu sind schwierig zu finden: Die Gabe von synthetisch veränderten Hormonderivaten (Abkömmlingen) war früher die Standardbehandlung und erlebt in letzter Zeit ein überraschendes Revival. Leider ist damit aber immer die Gefahr unerwünschter Wirkungen und erheblicher Nebenwirkungen verbunden. Auch wenn immer wieder betont wird, dass man die Risiken und Nebenwirkungen dieser Mittel gut kenne, so ist das noch lange kein Argument, diese auch tatsächlich zu empfehlen und Patienten diesen erheblichen Risiken auszusetzen, insbesondere, wo es mit der RIMKUS®-Therapie eine gute und erprobte Alternative gibt.

Zudem sind diese Synthetika nicht individuell dosierbar, was aber als Voraussetzung für eine persönliche Hormontherapie eigentlich notwendig wäre.

Immer wieder werden dann pflanzliche Hormone (Phytohormone) als Alternative empfohlen. Leider haben sich auch diese Stoffe in der Praxis nicht bewährt, sondern sind genauso ungünstig wie die synthetischen Hormonderivate. Was nicht verwundert, denn auch pflanzliche Hormone haben eben nicht die gleiche Struktur wie menschliche – und damit sind unerwünschte (Neben-)Wirkungen vorprogrammiert.

Das Gleiche gilt für tierische Hormone. Allein schon aus Tierschutzgründen sind die Umstände ihrer Gewinnung (z. B. aus dem Urin angebundener trächtiger Stuten) höchst problematisch. Aber auch die so gewonnenen Hormone stimmen in ihrer Struktur nicht mit den menschlichen Hormonen überein und machen grundsätzlich die gleichen Probleme wie alle anderen veränderten Hormonderivate. (Gegen Wyeth, den Hersteller von Presomen®, der inzwischen zu Pfizer gehört, laufen allein in den USA über 14 000 Klagen wegen Brustkrebs.)

Begleitend/ergänzend zur RIMKUS®-Therapie wenden wir erfolgreich u.a. folgende Verfahren an:

- Eiseninfusionstherapie (häufig nötig, wenn Patientinnen stärkere Blutungen haben)
- Neuraltherapie (zur Anregung der körpereigenen Regulation und zur Beseitigung von Blockaden)
- Akupunktur
- Zellextrakte (z.B. Produkte von WALA®, Regeneresen® und Heel®)
- regulative Maßnahmen, wie physikalische Medizin/Therapien (z.B. Sauna), Atemtherapie, regulative Therapien (Akupunktur, Phytotherapie, Homöopathie …), Umstellung des Lebensstils (regelmäßige Bewegung, ausreichend Schlaf …)
- durchblutungsfördernde Therapien, wie kneippsche Anwendungen oder auch Ozon-Sauerstoff-Therapie
- Ernährungstherapie
- Vitamin- und Mineralstoffergänzung (Zink, Calcium, Magnesium)
- pflanzliche Mittel
- Hochdosis-Vitamintherapie
- Therapie von Wirbelsäulenblockaden (z.B. mit Osteopathie)
- Gesprächstherapie und Coaching zur Lebensumstellung
- Bewegungstherapie.

(Nicht nur für) Frauen

Ich bin 17 Jahre alt, und mein Zyklus ist unregelmäßig. Ist das normal, und was kann ich tun? Und kann ich mit den Hormonen etwas bei Pickeln, Akne oder unreiner Haut machen?

Ist bei mir alles »normal«? Das ist eine Frage, die viele Heranwachsende beschäftigt. In der Pubertät werden aus Kindern Erwachsene, und das ist mit enormen körperlichen, seelischen und geistigen Umbrüchen verbunden. Die Welt und die Wahrnehmung der Welt ändern sich fundamental, das Kind lief bisher weitgehend im Windschatten und unter dem Schutzmantel der Eltern durchs Leben, und nun beginnt die Phase der eigenen Wahrnehmung und verantwortlichen Lebensgestaltung: Die/der Pubertierende grenzt sich ab, das bedeutet De-Finition (lat. *de* »weg« und *finire* »begrenzen«). Sie/er nimmt fremde Grenzen wahr und definiert die eigenen. Dass das nicht ohne Konflikte abgehen kann, liegt in der Natur der Sache. Das bisher »liebe« und meist auch sehr »geliebte« Kind erkennt seine eigenen Bedürfnisse immer deutlicher – in Abgrenzung zu seinen Eltern – und steht auch immer klarer dafür ein: Sie/er wird er-wachsen (wächst aus dem elterlichen Umfeld heraus). Die Sexualhormone sind hierbei der eigentliche Antreiber und die differenzierende Wirkkraft hin zu einer Frau oder zu einem Mann (griech. *hormonos* »bewegen«, »antreiben«). Bei jungen Frauen entfalten und reduzieren sich die Hormone wechselhaft und zyklisch, was zu irritierenden Schwankungen von Gefühlslage und von Eigen- und Fremdwahrnehmung führen kann. Junge Männer bleiben zwar weitgehend von diesen rhythmisch-zyklischen Schwankungen verschont, aber auch sie unterliegen heftigen Hormonschüben, verstehen die Welt nicht mehr und müssen sich oft sehr anstrengen, die komplexen körperlichen und seelischen Veränderungen zu einer gesamtheitlichen Persönlichkeit zu verbinden.

Wenn nun der heranwachsende junge Mann und die heranwachsende junge Frau aufeinander zugehen, bestehen auf beiden Seiten große Unsicherheiten, die meist durch die bisher unbekannten Gefühle noch erheblich verstärkt werden. Erst bei passenden hormonellen Spiegeln (z. B. hohes Östrogen um den Eisprung) wird von der Frau die Attraktivität des Gegenübers wahrgenommen, und eine Reaktion kann stattfinden. Als Voraussetzung, sich weiter zu öffnen, ist vor allem für die Frau das Gefühl von Sicherheit und Geborgenheit entscheidend. Das gilt insbesondere für die Sexualität.

Insofern ist es nicht verwunderlich, wenn sich Heranwachsende in der Pubertät häufig die Frage stellen: Wie kann bei mir denn alles normal sein, wo sich laufend alles ändert? Genüge ich den Anforderungen, die scheinbar überall an mich gestellt werden? Große Unsicherheit ist die Folge – auch beim jeweiligen Gegenüber –, und das macht enormen Stress und stört ganz erheblich das Vertrauen in sich selbst und die erotische Entwicklung.

Tatsächlich braucht der junge Mensch in der Pubertät einige Jahre, bis sich diese Änderungen so richtig eingespielt haben und in die Persönlichkeit gut integriert werden können. Gelegentlich auch plötzlich aufbrechende Prozesse können die Umwelt wie Eltern, Lehrer, Freunde an die eigenen Grenzen bringen und fordern viel Verständnis bei gleichzeitiger Not-Wendigkeit (die Not wird gewendet, also gelöst) durch klare Abgrenzung: »De-Finition« (wir hatten das oben schon mal).

In der Übergangsphase der Pubertät ist die Sexualität gerade erwacht, aber oftmals die Hormonproduktion noch nicht voll entwickelt – ähnlich wie Yin und Yang müssen sich die Hormone gegenseitig ausgleichen und einspielen. Wenn das noch nicht so richtig klappt, kommt es zu Pubertätsakne, Stimmungsschwankungen, Selbstzweifeln (Bin ich attraktiv und schön genug?). Vorübergehende Störungen der Botenstoffe (Neurotransmitter) verursachen Konzentrationsstörungen – was zu erheblichen schulischen Problemen führen kann.

Die ärztliche Verordnung von synthetischen Hormonpräparaten ist in diesem Lebensabschnitt sehr weit verbreitet. So z. B. die Einnahme von Cyproteronacetat gegen Pickel oder die Verwendung der Pille für schöne Haut, für die Entwicklung der weiblichen Brust und natürlich zur Empfängnisverhütung. Die dadurch verursachten Veränderungen können allerdings überaus gravierend sein (bis hin zu erhöhter Selbstmordgefahr). Das Für und Wider muss also immer äußerst sorgfältig abgewogen werden. Sofern dann eine Entscheidung »für« den Einsatz synthetischer Hormone getroffen wird, sollte diese zumindest zeitlich auf zwei bis drei Jahre begrenzt werden. Entsprechende Studien zeigen einen deutlichen Anstieg der Brustkrebsrate und vieler anderer unerwünschter und zum Teil gravierender Wirkungen ab dem dritten Jahr. Und ab dem fünften Jahr überwiegen die Nachteile meist den Nutzen. Spätestens dann sollten Alternativen zur Pille überlegt werden.

Wie sieht es mit der RIMKUS®-Therapie in dieser Zeit aus? Bei jungen Frauen würden wir zunächst die natürliche Entwicklung abwarten und meist erst nach dem 17. Lebensjahr therapeutische Maßnahmen überlegen, wenn z. B. die Menstruation bis dahin noch nicht regelmäßig ist und krankhafte Störungen ausgeschlossen wurden.

Bei offensichtlichen Störungen der körperlichen Entwicklung (kein Stimmbruch, keine Schambehaarung, keine Weiterentwicklung der Sexualmerkmale) kann eventuell ab dem 14. Lebensjahr mit natürlichen human-identischen Hormonen im Sinne einer Stütz- und Regulationsbehandlung die bisher mangelnde eigene Entwicklung begleitet, reguliert und angeregt werden.

Das führt in der Regel dann zu reiner Haut und schönen Haaren, Pickel und Akne gehen zurück, es kommt zu weniger

Gefühlsschwankungen, höherer psychischer Stabilität mit verbessertem Konzentrationsvermögen (und besseren schulischen Leistungen).

Ich (22 Jahre) habe immer wieder so richtig schlechte Laune. Mein Mann tut mir dann auch leid, aber ich kann einfach nicht anders. Können Sie das irgendwie erklären? Und kann ich etwas dagegen tun?

Schlechte Laune ist häufig Ausdruck eines Hormonabfalls: Wenn Hormone erst eine Art Bio-Doping machen und dann aber ziemlich plötzlich stark abfallen, kommt es zu so etwas wie Hormon-»Entzugserscheinungen« – was sich dann in schlechter Laune, übermäßiger Kritiklust, innerer Distanz, Griesgrämigkeit (frau ist »schlecht drauf«) und manchmal migräneartigen Kopfschmerzen ausdrücken kann.

Kurz nach dem Eisprung fällt natürlicherweise das Östradiol erheblich ab, was zu ersten Hormonausfallerscheinungen in der Zyklusmitte führen kann. Das ist der erste Gipfel für solche Probleme.

Mit dem Eisprung steigt nun aber das Progesteron an, was Stabilität und Sicherheit gibt. Wenn dieses dann zum Zyklusende, zusammen mit dem Östradiol, ebenfalls abfällt und damit beide Hormone gleichzeitig auf Tiefststand gehen, löst dies das berühmt-berüchtigte prämenstruelle Syndrom (PMS) aus. Das ist der zweite Gipfel.

Was kann man tun? Wir würden wie üblich die Hormonspiegel um den 21. Zyklustag bestimmen und dann gegebenenfalls zu geringe Hormonspiegel anheben. Oftmals genügt eine Behandlung mit Progesteron ab dem 14. Zyklustag – ähnlich wie eine Schmerztablette. Gelegentlich ist aber außerdem der Östradiolspiegel nicht ausreichend hoch, und dann wäre eine sequenzielle Therapie hilfreich.

Wenden Sie sich vertrauensvoll an Ihren RIMKUS®-Arzt. Er/Sie wird herausfinden, was für Sie zutrifft, und Sie dann entsprechend beraten und einen Therapievorschlag machen.

Was kann ich bei Schmier- und Zwischenblutungen machen?

Schmier- und/oder Zwischenblutungen kommen ziemlich häufig vor und können sehr unterschiedliche Ursachen haben. Der Unterschied zu einer »richtigen« Blutung besteht zum einen in der Farbe: »Richtige« Blutungen sind hellrot, Zwischen- oder Schmierblutungen bräunlich.

Aber noch viel wichtiger ist der Zeitpunkt, wann die Blutung stattfindet: Die »richtige« Blutung kommt auch zum richtigen Zeitpunkt, und der ist am ganz Ende des Zyklus, also am 28. Zyklustag (gezählt ab dem 1. Tag der letzten Blutung). Wenn frau einen Zykluskalender führt, kann sie das sehr leicht überprüfen. Inzwischen gibt es dafür auch sehr gute Apps fürs Handy.

Wenn Hormone eingenommen werden, kann sich die Blutung verändern, und zwar sowohl was die Dauer als auch was die Häufigkeit anbelangt. Sie kann aber auch nach einer längeren Pause wieder neu auftreten, was manchmal eine sehr unangenehme Überraschung ist. Durch die Einnahme von Hormonen können aufgrund von Hormonmangel zwangsweise reduzierte oder abgeschaltete Funktionen wieder erwachen, weil nun ja wieder Hormone zur Verfügung stehen.

Hormone sind auch für die Funktionsfähigkeit der Schleimhäute zuständig. Deshalb kann die Einnahme von Hormonen zur Regeneration und Neubildung von Schleimhaut führen – nicht nur am Genitale oder Darm oder an Augen, Ohren, Mund und Gelenken, sondern eben auch in der Gebärmutter. Wenn diese hoch genug aufgebaut wird, kann es zum Abbluten (also einer Menstruation) kommen. Das kann auch noch nach dem Wechsel passieren, also in der Postmenopause. Für die betroffene Frau kommt das dann regelmäßig sehr überraschend und löst gerade bei Frauenärzten große Sorge aus, weil sich hinter einer Blutung in den Wechseljahren ein krankhafter Befund verbergen kann. In unserem Fall ist es aber in der Regel ein Zeichen einer lebendigen und neu gebildeten Schleimhaut, die nun abblutet, weil sie hoch genug aufgebaut ist.

Zwischenblutungen können auch durch **zu wenig Östradiol** in der Neubildungs- und Aufbauphase der Schleimhaut (**also ab dem 7. Tag bis zur Mitte des Zyklus**) ausgelöst werden. Dann wird die Schleimhaut in der Aufbauphase »wackelig«, und das zeigt sich in Zwischenblutungen – also Blutungen außerhalb der üblichen Zeit.

Am häufigsten kommt es in der zweiten Zyklushälfte zu Schmier- oder Zwischenblutungen. Ursache ist ein **Mangel an Progesteron**, dessen Aufgabe es ist, die Gebärmutterschleimhaut zu erhalten, damit sich ein befruchtetes Ei darin einnisten kann.

Wenn also eine Blutung zur Unzeit auftritt oder eine »komische« Farbe hat (kein normales Hellrot), sollten die Hormonspiegel gemessen werden. Wenn (in seltenen Fällen) eindeutig feststeht, dass die Zwischenblutung immer in der ersten Zyklushälfte auftritt, muss die Blutabnahme zur Hormonbestimmung auch in der ersten Zyklushälfte stattfinden. Da es zu diesem Zeitpunkt noch keinen Eisprung gibt, genügt es meist, das Östradiol (sowie FSH und Vitamin D) zu messen.

Zumeist kommen die Schmier-/Zwischenblutungen aber unregelmäßig und nicht auf eine Zyklushälfte beschränkt. Dann sollte die Hormonspiegelbestimmung wie üblich um den 21. Zyklustag stattfinden.

Die Behandlung richtet sich nach der Ursache: In den meisten Fällen muss die Progesterondosis erhöht werden. Der Arzt kann in diesen Fällen auch als »Erste Hilfe« Kapseln mit 50 oder 100 mg

Progesteron verschreiben, zur Einnahme vom 14. bis 28. Zyklustag. Ab dann pausieren, damit die Blutung kommen kann.

Diese Progesteronkapseln werden dann zusätzlich zu den sonst verschriebenen Hormonkapseln eingenommen, und zwar tendenziell eher am Abend, weil Progesteron müde machen kann.

Seit ich die RIMKUS®-Hormonkapseln einnehme, habe ich immer wieder Brustspannen, was kann ich dagegen tun?

Da die RIMKUS®-Kapseln nach individuellen Bedürfnissen hergestellt werden, ist für Sie wahrscheinlich die Dosis noch nicht optimal – was sich häufig an Brustspannen zeigt. Der Grund dafür ist folgender: Die Brust hat genetisch eine bestimmte Anzahl an Zellen und an Zellrezeptoren. Wenn die Hormone im Laufe der Wechseljahre allmählich weniger werden, werden auch die Rezeptoren weniger stimuliert, und die Brust verändert sich, sie verliert Volumen und Spannkraft. Werden nun durch die Einnahme von Hormonkapseln wieder Hormone zugeführt, werden auch die Rezeptoren wieder stimuliert, und das Brustgewebe kann voluminöser und straffer werden. (Allerdings wird auf diese Weise aus einer kleinen Brust keine große, weil die Anzahl der Rezeptoren genetisch festgelegt ist.) Nun kommt noch ein weiterer Mechanismus dazu: Weil der Körper nicht unkontrolliert von Hormonen überflutet werden soll, stellt die Leber »Transportbusse« für Hormone her, das sogenannte SHBG (Sexualhormon-bindendes Globulin). Die Herstellung in der Leber ist aufwendig, deswegen werden immer nur so viele davon produziert wie nötig.

Wenn die Hormonspiegel altersbedingt abfallen, werden weniger Transporter gebraucht, also sinkt der SHBG-Spiegel. Führen wir nun aber Hormone zu, dann sind für diese zunächst keine Busse mehr frei (bis die Leber wieder mehr produziert) – und die Hormone überfluten den Körper und machen, »was sie wollen«.

Das heißt: Organe mit besonders vielen Hormonrezeptoren (wie z. B. die Brust) werden überstimuliert. Das merken Sie dann beispielsweise als Brustspannen.

Hier hilft einfach Geduld (und eine gute Leberfunktion), bis nach ein paar Tagen (oder Wochen) wieder genug »SHBG-Busse« zur Verfügung stehen.

Brustspannen tritt also im Rahmen einer Hormontherapie häufig als vorübergehende Nebenwirkung auf, und es verbirgt sich nichts Schlimmes dahinter.

Wenn das Spannen in der Brust aber sehr unangenehm ist, hat es sich bewährt, die Hormone einfach kurzfristig zu vermindern, d. h. für ein paar Tage (eine Woche) nur die Abendkapsel einzunehmen und die Morgenkapsel wegzulassen. Damit wird nur noch die Hälfte der Hormone zugeführt, und die Brust kann sich wieder entspannen und von der Überstimulation erholen. In der Zwischenzeit bildet die Leber auch weiterhin SHBG-Transportbusse nach, und die Beschwerden verschwinden über Nacht.

Tritt das Problem im nächsten Zyklus wieder auf, können wir zusätzlich mit einer Extra-Progesterongabe von 50 oder 100 mg die Brust beruhigen (in der Brust wirkt Progesteron als Gegenspieler zum Östrogen). Des Weiteren haben sich bei uns diese drei zusätzlichen Maßnahmen sehr bewährt:

- Hormoncreme mit 1 bis 3 Prozent mikronisiertem humanidentischem Progesteron täglich (bei Bedarf auch mehrfach) auf die betroffene Brust auftragen;
- AntiMas® Salbe (Firma Selz) mehrfach täglich auf die Brust auftragen (gern auch im Wechsel mit der Hormoncreme);
- Mastodynon® Tropfen zur äußerlichen Anwendung (ca. 30–50 Tropfen in ca. 50–100 ml Leitungswasser geben; ein Leintuch mit der Lösung tränken und das feuchte Tuch auf die Brust auflegen, bis es komplett getrocknet ist).

Falls alle diese Maßnahmen binnen zwei bis drei Monaten wider Erwarten nicht zum Ziel führen, sollte eine Untersuchung der Brust erfolgen. Das muss keine Mammografie sein. Es gibt inzwischen einige Ärztinnen, die sich auf die sonografische Untersuchung der Brust spezialisiert haben und damit hervorragende Aussagen treffen können. Seit Kurzem werden auch Brusttastuntersuchungen durch blinde und speziell ausgebildete »Tasterinnen« angeboten (Webseite siehe Anhang).

Ist die Libido von Frauen eigentlich auch hormonabhängig? Ich habe bemerkt, dass ich nur zu bestimmten Zeiten »Lust« habe und dass ich sonst einfach nicht mag. Obwohl mein Mann immer wieder drängt und ich ihn eigentlich auch attraktiv finde.

Eine wesentliche Funktion der Hormone ist die Steuerung der Sexualität, um den Fortbestand der Art zu gewährleisten. Daher spielen die Hormone eine zentrale Rolle bei Libido und Sexualverhalten (siehe Kapitel »Lust und Liebe«, S. 68). Bei der Frau ist das durch den zyklischen Hormonverlauf besonders deutlich zu sehen: Während der einwöchigen Menstruation sind die Sexualhormone auf dem niedrigsten Stand – und das gilt meist auch für die Libido. Aus Sicht des Organismus findet eine innere Reinigung statt, und da sind sexuelle Aktivitäten eher störend. Nach Ablauf der sieben Tage beginnt – zunächst sehr vorsichtig –, das Östrogen wieder anzusteigen – und damit auch die gegenseitige sexuelle Anziehungskraft.

Die Libido befindet sich in einem »potenziellen« Stadium: »Etwas kann, nichts muss.« Sofern sich ein passender Partner findet, muss aus Sicht der Evolution seitens der Frau geklärt werden, ob dieser wirklich für eine Vaterschaft infrage kommt, ob er für Kinder sorgen würde sowie Sicherheit und Geborgenheit bieten kann, insbesondere auch in schwierigen Zeiten. Wenn diese Prüfungen positiv verlaufen, dann wird die Bereitschaft positiv, sich vielleicht auf diesen Mann einzulassen; wenn nicht, dann nicht.

Hinzu kommt die sehr kurze Halbwertszeit des Östradiols: 45 Minuten. Wenn um die Zyklusmitte (Eisprung) eine potenziell aussichtsreiche Verabredung stattfindet, dann sinkt das laufend neu gebildete Östradiol auch während dieses Rendezvous laufend innerhalb einer Dreiviertelstunde auf 50 Prozent des Ausgangsspiegels ab, sofern die Frau nicht in der Zwischenzeit – angeregt durch die »gute Chemie« – stetig neue Hormone nachbildet. Durch den Abfall des Östrogens hat man nichts mehr zu sagen, und das Gespräch wird zunehmend mühsam. Ist aber die Verabredung (hormonell) anregend, überwiegt die Neubildung den Abbau, der Hormonspiegel steigt an: Die Stimmung steigt und die Bereitschaft, sich auf diesen Mann einzulassen, ebenfalls. Wenn dieser nun keine gravierenden Fehler macht, wird die Frau zunehmend offener für eine intimere Begegnung.

Damit das nun auch tatsächlich aktiv angegangen wird, wird ein weiteres Hormon benötigt: das Testosteron. Mit einem solchen situationsbedingten Anstieg des Testosterons wird die Frau mehr oder weniger deutlich »aktiv«, sofern die vorherigen Schritte positiv waren. Das durch Testosteron einsetzende Verhalten ist in weiten Teilen sehr ähnlich dem männlichen Verhalten, insbesondere auch was die körperlichen Funktionen angeht. So kommt es beim Mann zu einer deutlich stärkeren Durchblutung und schließlich Erektion des Penis. Das gilt in ähnlicher Weise für die Frau: Ihr Genitale wird stärker durchblutet, ihre Klitoris richtet sich auf. (Die bessere Durchfeuchtung und erhöhte Geschmeidigkeit der Schleimhäute wird durch den Östrogenanstieg ausgelöst.)

Es ist also völlig normal für Frauen, vor allem in den Tagen um den Eisprung herum eine spürbar verstärkte Libido zu entwickeln. Und umgekehrt geht insbesondere vor und während der Menstruation das sexuelle Verlangen bei den meisten Frauen deutlich zurück, weil in dieser Phase die Hormone absinken bzw. auf Tiefststand sind.

Wir haben hier die Grundprinzipien erklärt. Das individuelle Verhalten und Empfinden kann davon natürlich abweichen, denn jede Frau und jeder Mann ist anders. Das ist kein Grund zur Beunruhigung, sondern Ausdruck der Vielfalt der Menschen. Im Zweifelsfall können einfach die Hormonspiegel (um den 21. Zyklustag) bestimmt werden. Sind sie in Ordnung, kann auf den Lauf der Natur vertraut werden.

Gibt es Alternativen zur Pille? Was empfehlen Sie zur Verhütung?

Zur Verhütung gibt es viele Verfahren. Dass wir RIMKUS®-Ärzte synthetische Hormone wie Pille und Hormonspirale ablehnen, erklärt sich von selbst.

Zunächst sollten wir an das klassische **Kondom** denken, auch wenn Männer das oft nicht so gern verwenden wollen, weil es das Empfinden verringern und bei nachlassender Erektion verrutschen oder ganz verloren gehen kann. Aber das Kondom hat sich sehr bewährt und schützt zudem vor Geschlechtskrankheiten. Wenn ein Mann damit kaum Erfahrung hat, lässt sich die Verwendung auch üben oder in die Zweisamkeit einbauen. Mittlerweile ist die Auswahl an Kondomen unüberschaubar, und – ja, liebe Männer – es gibt auch ultradünne Kondome oder welche mit Noppen oder mit Geschmack. Und sie werden in fast allen Drogeriemärkten angeboten.

Die **hormonfreien** Metallspiralen (Gold, Silber, Kupfer) sind eine gute Möglichkeit, insbesondere die neuesten Varianten Kupferkette und Kupferball (Gynial®).

Der Arzt, der diese Kupferball-Spiralen legt, sollte sich allerdings besonders gut auskennen, weil sie mehr Geschicklichkeit erfordern als die normale Spirale.

Manche Frauen lehnen eine Spirale aber grundsätzlich ab, weil damit ein Fremdkörper in der Gebärmutter liegt oder weil sie oder ihr Partner die Spirale spüren können. Jedoch stellt die dann meist als Alternative gewählte »Pille« in Bezug auf die Risiken eine deutliche Verschlechterung dar. Die Gefahren einer Spirale liegen in möglichen Infektionen oder im Verrutschen, zudem kann sich bei manchen Frauen die Blutung verstärken. Meist kommt es über zwei bis drei Zyklen zu einer allmählichen Besserung der unerwünschten Begleiterscheinungen. Bei anhaltenden Beschwerden oder wenn die Frau sich damit nicht wohlfühlt, sollen Spiralen nicht verwendet werden.

Die früher häufig empfohlene und angeblich nebenwirkungsfreie **Sterilisierung** soll die hormonellen Funktionen nicht beeinflussen und insofern hormonell alles beim Alten lassen. Bei der Frau ist das allerdings ein größerer Eingriff, und bei Männern (und Frauen) beobachten wir nach diesem Eingriff häufig ein Nachlassen der Libido, auch wenn ein ursächlicher Zusammenhang von vielen Ärzten verneint wird. Möglicherweise gibt es aber bisher kaum erforschte Rückkopplungsmechanismen: Wenn das Zielorgan (Ovarien bzw. Hoden) durch einen solchen Eingriff funktionslos werden, könnte die hormonelle Stimulation zurückreguliert werden – mit dem Risiko des Verlusts oder Rückgangs der Libido.

Wir empfehlen zur Verhütung Kondome oder die hormonfreie Spirale/Kupferball.

Ich werde dieses Jahr 40, und mein Mann und ich möchten gern noch ein Kind bekommen, kann man da mit den Hormonen etwas machen?

Ursprünglich ist die RIMKUS®-Therapie **keine** Kinderwunsch-Behandlung, sondern sie wurde entwickelt zur Behandlung von Frauen in oder nach der Menopause. In der Zwischenzeit hat sich die Methode aber weiterentwickelt, und wir können RIMKUS®

für überraschend viele Indikationen nutzen. Dazu zählt auch die Unterstützung bei Kinderwunsch (siehe auch das entsprechende Kapitel im 1. Teil des Buches, S. 67).

Bei einer Kinderwunsch-Therapie müssten Sie bei Ihrem Frauenarzt zunächst eine Ultraschalluntersuchung machen lassen, um festzustellen, ob noch Follikel (Eibläschen) vorhanden sind. Ist das nicht mehr der Fall, dann helfen leider auch keine Hormone, es wird keinen Eisprung mehr geben. Aber wenn noch Follikel nachgewiesen werden können, dann besteht grundsätzlich noch eine Chance.

Ergänzend bestimmen wir das Anti-Müller-Hormon (AMH): Es ist ein Indikator für die »ovarielle Reserve«, zeigt also, ob noch sprungbereite Follikel vorhanden sind. Sind beide Ergebnisse positiv, ist die Wahrscheinlichkeit höher, schwanger zu werden; ist nur ein Ergebnis positiv, sinkt die Wahrscheinlichkeit.

Der grundlegende Gedanke bei RIMKUS® ist immer die Unterstützung der natürlichen physiologischen Vorgänge. Wir orientieren uns also mit den Hormonen möglichst an dem, was die Natur macht. Die entscheidende Voraussetzung, um Kinder zu bekommen, ist der Eisprung; nur wenn ein Eisprung stattfindet, kann dieses Ei auch befruchtet werden. Die Reifung des Follikels bis zum Eisprung wird durch das **Östradiol** ausgelöst und gefördert. Zweitens muss sich das befruchtete Ei dann auch stabil einnisten und gut versorgt werden – und dafür ist das **Progesteron** zuständig.

Um schwanger zu werden, braucht die Frau also beide Hormone, Östradiol und Progesteron, in zyklischer Folge. Die Natur zeigt uns also eine bestimmte Hormonsequenz (Abfolge der Hormone) – und genau die machen wir nach. Mithilfe der sequenziellen Therapie stützen wir mögliche Hormonschwächen. Und das geht so:

Für die Zeit der Menstruation wird mit der Einnahme pausiert, weil natürlicherweise in dieser Phase fast keine Geschlechtshormone gebildet werden. Also vom 1. bis 7. Zyklustag **PAUSE = keine Hormoneinnahme.**

Bis zum 7. Zyklustag versiegt die Blutung, und nun sollte das Östradiol allmählich ansteigen. Daher beginnen wir am 7. Zyklustag (abends) mit der Einnahme von **0,5 mg Östradiol** als kleine Stützdosis (= **A-Kapsel**).

Am 14. Zyklustag findet dann normalerweise der Eisprung (Ovulation) statt, und das Östradiol fällt ab. Wenn eine Frau aber 40 Jahre alt ist, dann sind ihre Follikel (Eibläschen) ebenfalls 40 Jahre alt. Das bedeutet, dass die bisherige siebentägige »Beregnung« mit Östradiol möglicherweise nicht ausreicht, um die nicht mehr ganz so »taufrischen« Follikel tatsächlich noch zum Platzen zu bringen. Also verlängern wir therapeutisch die Östradiolzufuhr um weitere drei Tage bis zum 17. Zyklustag. So kann ein fast reifer Follikel dann vielleicht doch noch platzen.

Manchmal bildet sich nach dem Eisprung aber auch kein richtig aktiver Gelbkörper, der eigentlich mit der Progesteronproduktion beginnen sollte (Gelbkörperinsuffizienz). Diese Funktion können wir mit der Progesterongabe unterstützen bzw. den Mangel ausgleichen. Ab dem 17. Zyklustag geben wir nun also **100 mg Progesteron** dazu, damit ein gegebenenfalls befruchtetes Ei sich gut einnisten kann und damit die Schleimhaut stabil bleibt. Diese **B-Kapsel** ab dem 17. Zyklustag enthält nun zusätzlich Progesteron und weiterhin Östrogen, es ist also eine Mischkapsel.

Im Ergebnis haben wir zunächst sieben Tage Pause, dann geben wir vom 7. bis zum 17. Zyklustag stimulierende 0,5 mg Östradiol **(A-Kapsel)**, und am 17. Zyklustag kommen zu den 0,5 mg Östradiol noch stabilisierende 100 mg Progesteron dazu **(B-Kapsel)**.

Die »Umschaltung« erfolgt am 17. Zyklustag: Morgens wird noch die A- Kapsel eingenommen (nur Östrogen), und am Abend erfolgt dann der Übergang zur B-Kapsel (mit Östrogen und Progesteron).

Diese therapeutische Unterstützung heißt »sequenzielle Therapie«, weil die Hormone in einer Folge (zuerst A-Kapsel, dann B-Kapsel) gegeben werden.

Meine Gynäkologin hat eine Fortbildung in den USA gemacht, wo man Frauen schon lange Testosteron gibt. Dadurch wird angeblich der Antrieb besser, das (Binde-)Gewebe wieder straff, und die Libido kommt zurück. Warum verschreiben Sie dann kein Testosteron?

Wir sollten vielleicht nicht automatisch alles übernehmen und nachmachen, was in den USA gerade Mode ist. Die dortige Medizin ist stark auf geschäftliche Erfolge ausgerichtet, und so wird dann gern ein Behandlungskonzept empfohlen, bei dem die Hilfe für Patienten an zweiter Stelle kommt und der Profit ganz oben steht. Viele der »Wundertherapien«, die aus Amerika zu uns kamen, sind schon lange wieder in der Versenkung verschwunden, weil sie oft mehr Schaden als Nutzen zeigten.

Eine Behandlung von Frauen mit Testosteron ist wegen der Gefahr einer Vermännlichung (Akne, Bartwuchs, tiefe Stimme ..., siehe Kapitel »Testosteron und DHT«, S. 48) immer eine höchst sensible Maßnahme und sollte nicht als Modetherapie eingesetzt, sondern im Einzelfall genau überlegt werden.

In der Praxis zeigt sich nämlich, dass die Testosterongabe bei Frauen nicht wirklich gut funktioniert. Neben den oben genannten unerwünschten Wirkungen sind die tatsächlichen Erfolge mehr als bescheiden. Wir haben dies mehrfach ausprobiert, und es stellten sich regelmäßig weder ein strafferes Bindegewebe ein noch mehr Muskeln. Weder wurde die Libido besser, noch nahm der Antrieb spürbar zu. Wir haben leider immer wieder unerwünschte Wirkungen gesehen, aber nie eine überzeugende erwünschte.

Im Praxistest ist die Testosterontherapie für Frauen bei uns also glatt durchgefallen.

Der menschliche Körper ist natürlicherweise eigentlich in der Lage, selbst das nötige Testosteron aus Progesteron herzustellen. Wenn also lange genug ein ausreichender Progesteronspiegel zur Verfügung gestellt wird, dann steigt in der Regel nach einer gewissen Verzögerungsphase auch das Testosteron von selbst wieder an – und das ganz ohne unerwünschte Nebenwirkungen …

Meine Frauenärztin sagt, dass eine Frau ohne Gebärmutter (nach Hysterektomie) kein Progesteron brauche. Bei mir wurde im Alter von 35 Jahren die Gebärmutter wegen Myomen entfernt, und Sie verschreiben nun trotzdem Progesteron. Warum?

Ihre Frauenärztin kennt offensichtlich nicht die gravierenden Unterschiede zwischen Hormonderivaten (chemisch veränderten Hormonen) und human-identischen Hormonen. Sie geht nach der wissenschaftlich gut belegten Erkenntnis vor, dass die im Handel befindlichen veränderten Hormonderivate nachweislich die Krebsgefahr erhöhen (siehe Abschnitt »Synthetisch modifizierte Hormonderivate«, S. 25). Da aber eine Frau nach der Entfernung ihrer Gebärmutter keine Blutungen mehr hat, könnte man – so die Meinung der Schulmedizin – auf die zusätzliche Gabe von Progesteron verzichten und damit auch das Krebsrisiko senken.

Frauen mit noch vorhandener Gebärmutter sollen aber genau dieses (potenziell gefährliche) synthetisch modifizierte Hormonderivat erhalten? Wie kann man es rechtfertigen, einer Frau mit Gebärmutter das erhöhte Krebsrisiko aufzubürden?

Ein Vorteil der natürlichen, unveränderten human-identischen Hormone besteht genau darin, das Krebsrisiko nicht zu erhöhen, sondern vielleicht sogar zu senken. Und damit gibt es keinen Grund, einer Frau in den Wechseljahren (mit oder ohne

Hysterektomie) human-identisches Progesteron vorzuenthalten, zumal Progesteron nicht nur günstige Wirkungen auf die Gebärmutter hat, sondern auch auf Muskulatur, Herz, Brust, zentrales Nervensystem und den Stoffwechsel. Es gibt keinen Grund, auf all diese positiven Wirkungen zu verzichten, nur weil einer Frau die Gebärmutter entfernt wurde.

Ich habe Schlafstörungen. Kann ich mit Hormonen nach RIMKUS® da was machen?

Schlafstörungen sind geradezu ein klassisches Symptom in den Wechseljahren. Progesteron stabilisiert das vegetative (unbewusste) Nervensystem und trägt damit zu unserer inneren Regulation bei. Dazu gehören auch das Schlafen und die nächtlichen Selbstreparaturmechanismen des Körpers.

Vielleicht haben Sie sich ja schon mal gefragt, wie das eigentlich funktioniert: Sie gehen »krank« ins Bett und wachen am nächsten Morgen »gesund« wieder auf. Genau das ist das Ergebnis unserer Selbstregulation, der Selbstheilung durch unser vegetatives Nervensystem – und hier greift das Progesteron unterstützend ein.

Wenn nun ab dem 35. Lebensjahr allmählich die Eisprünge (Ovulation) weniger werden und schließlich ausbleiben, dann kommt es dadurch zum Rückgang der Produktion von Progesteron, und der Progesteronspiegel sinkt allmählich ab. Dadurch wird der Schlaf »leichter«, und Schlafstörungen können sich einstellen.

Mit der RIMKUS®-Therapie können Sie nun diesen Hormonmangel wieder auffüllen – und wieder wunderbar schlafen.

Welche Erfolge kann man bei einer Behandlung mit diesen Hormonen in den Wechseljahren realistischerweise erwarten?

Bei dieser Frage fällt es schwer, nicht ins Schwärmen zu kommen. Die Indikationen (also Heilanzeigen und Beschwerden) sind derart weitgehend, dass ich hierzu ein weiteres Buch vorbereite: »Die Vielfalt der Hormone« mit Co-Autoren aus der Orthopädie, Psychiatrie, Kardiologie etc.

Bei der »klassischen« Anwendung der bio-identischen Hormone in den Wechseljahren gelingt es regelmäßig, die typischen Hormonmangelsymptome deutlich zu bessern oder ganz zum Verschwinden zu bringen: Hitzewallungen, Schwitzen, trockene Schleimhäute (in Mund, Nase, Augen, Ohren, Vagina, Gelenken ...), Schlafstörungen, psychische Veränderungen, Konzentrationsstörungen etc. Häufig bessern sich Libido, Haarwuchs, Körperkomposition und Bindegewebe/Falten (Stichwort »kosmetische Endokrinologie«) – für manche Menschen wird überhaupt zum ersten Mal in ihrem Leben eine gute Versorgung mit Hormonen erreicht.

Nachdem die RIMKUS®-Therapie anfangs als Behandlung für die Wechseljahre der Frau konzipiert war, kamen die Männer erst später dazu. Es stellte sich heraus, dass die Wirkungen wesentlich umfangreicher waren als ursprünglich vermutet: Human-identische Hormone verbessern die Blutfettwerte (Vorbeugung gegen Herz-Kreislauf-Erkrankungen wie z. B. Herzinfarkt). Der gesamte Stoffwechsel wird stimuliert, das Gewicht kann sich vermindern, die Diabetesgefahr reduziert sich. Hormone verbessern die körpereigene Abwehr, auch gegen Viren und gegen freie Radikale (Krebszellen). Botenstoffe wie z. B. Neurotransmitter werden aktiviert, und Aktivität, Energie, Entscheidungsfreude und Stressresistenz nehmen zu. Entzündungen gehen zurück, und das Schmerzempfinden reduziert sich. Kurz: Die bekannten Alterszipperlein bessern sich, der Alterungsprozess verlangsamt sich, und Erkrankungen werden seltener. Die natürlichen human-identischen Hormone wirken also fast wie ein »Jungbrunnen«.

Mein Endokrinologe hat bei mir einen Progesteronmangel diagnostiziert. Ich bin 45 und der Wechsel hat vor etwa zwei Jahren begonnen. Leider vertrage ich weder Progestan® noch Famenita® – obwohl das doch natürliche human-identische Hormone sind. Ich reagiere mit starkem Ganzkörperjuckreiz, selbst bei ganz niedrigen Dosierungen. Aufgrund dessen vermute ich eine allergische Reaktion auf einen der Inhaltsstoffe. Wie setzt sich das Progesteron in der RIMKUS®-Kapsel zusammen? Könnte es sein, dass ich diese besser vertrage?

RIMKUS®-Kapseln werden von der Apotheke mit einer individuellen Dosis an Hormonen befüllt, die in Olivenöl gelöst sind. Es sind darin keinerlei Hilfs- oder Stützstoffe wie Konservierungsmittel, Gleitmittel, Feuchthaltemittel, Geschmacksstoffe oder anderes enthalten. Die Hormonkapseln enthalten ausschließlich natürliche human-identische Hormone in feinster Verreibung (Mikronisierung). Die Mikronisierung ist das Geheimnis der Bioverfügbarkeit und der Verträglichkeit. Die Pharmaindustrie verwendet zwar für bestimmte Präparate auch mikronisierte Hormone, diese sind aber weniger fein zerrieben. Und es lässt sich nicht sicher ausschließen, dass weitere Stoffe (Konservierungsmittel, Geschmacksstoffe etc.) den Hormonen beigemengt sind, die Unverträglichkeitsreaktionen auslösen können.

Unsere Kapseln sind dagegen ausschließlich mit human-identischen Hormonen in einer cremigen, buttrigen Konsistenz befüllt. Meist ergänzt der Arzt die Hormone noch mit Zink-Glukonat, Kupfer-Glukonat und Vitamin D in der höchsten Arzneibuch-Qualität. Keiner der genannten Stoffe löst Unverträglichkeiten aus.

Ich würde in Ihrem Fall also vermuten, dass Sie eine Unverträglichkeit gegenüber einem Hilfsstoff entwickelt haben. Deshalb ist es eine sehr gute Idee, die reinen Hormonkapseln nach

RIMKUS® zu verwenden, mit einer besonders niedrigen Hormondosis zu beginnen, also mit vielleicht 30 mg Progesteron (und mit ggf. 0,25 mg Östradiol), und sich dann in kleinen Schritten der Dosiserhöhung von unten an den Zielbereich heranzutasten.

Wenn ich (48 Jahre) jetzt mit einer Hormontherapie nach RIMKUS® anfange, kann ich dann noch mal schwanger werden?

Grundsätzlich sind für eine Schwangerschaft zumindest ausreichende Hormonspiegel nötig, das stimmt. Aber zusätzlich müssen auch (noch) genug sprungfähige Eibläschen (Follikel) vorhanden sein. Ob das der Fall ist, kann der Frauenarzt durch eine transvaginale Ultraschalluntersuchung überprüfen. Zusätzlich kann im Blut ein spezieller Wert bestimmt werden: das Anti-Müller-Hormon (AMH). Je höher dieser Wert ist und je mehr sprungbereite Follikel noch nachgewiesen werden können, desto höher ist die Wahrscheinlichkeit, noch schwanger werden zu können, wenn die Hormone stimmen.

Aber es gilt auch der Umkehrschluss: Wenn keine Follikel mehr vorhanden sind und der AMH-Wert unter einem bestimmten Schwellenwert liegt, ist eine Schwangerschaft unabhängig von den Hormonspiegeln unwahrscheinlich.

Nach einer weitverbreiteten Faustregel gilt, dass eine Frau nach ihrem 50. Lebensjahr ohne weitere Maßnahmen normalerweise nicht mehr schwanger werden kann, wenn sie länger als sechs Monate nicht mehr geblutet hat.

Mein Mann (55) und ich (49) haben einen ausgeprägten Kinderwunsch. Kann man da etwas machen mit den Hormonen? Und wenn ja, was? Ist das, was Sie machen, anders als das, was die Kinderwunschzentren anbieten?

Obwohl seit den 1970er-Jahren Frauen immer später Kinder bekommen, sind Sie und Ihr Mann mit 49 bzw. 55 Jahren nicht mehr in der für Kinder typischen Lebensphase.

Dazu kommt: Um schwanger werden zu können, muss ein befruchtungsfähiges Ei vorhanden sein, Sie müssen also noch Eisprünge haben. Nun lassen aber die Eisprünge ab dem 35. Lebensjahr nach, und ab dem 42. Lebensjahr geht der Anteil der fehlgebildeten bzw. nicht lebensfähigen Follikel erheblich nach oben. Deshalb enden die fruchtbaren Jahre in der Zeit zwischen 42 und 49 Jahren (siehe auch das Kapitel »Kinderwunsch«, S. 67).

Wenn Sie dennoch versuchen möchten, schwanger zu werden, wäre zunächst ein entsprechender medizinischer Check-up bei Ihnen und Ihrem Mann erforderlich, um zu klären, ob grundsätzlich noch alle Voraussetzungen für eine gesunde Schwangerschaft vorliegen. Aufseiten Ihres Mannes sollte die Qualität der Samen bestimmt werden. Bei Ihnen sollten die Hormonspiegel bestimmt werden (Östradiol, FSH, Progesteron und Anti-Müller-Hormon), zusätzlich die Vitamin-D3-, Selen-, Zink-, Magnesium- und Eisenwerte. Auch Ihre Schilddrüse sollte gesund sein (TSH unter 2) und die Stellung der Knochen in Ihrem Becken in Ordnung (das können Sie von einem Osteopathen feststellen lassen).

Bei der gynäkologischen Untersuchung sollte mittels transvaginalem Ultraschall festgestellt werden, ob noch reife Follikel (Graafsche Follikel) vorhanden sind und die Funktionsfähigkeit Ihrer Eileiter gegeben ist.

Sind die obigen Voraussetzungen für eine Schwangerschaft grundsätzlich gegeben, lässt sich mit einer sequenziellen Behandlung die natürliche Entwicklung und Reifung von Follikeln hormonell unterstützen und anregen. Das genaue Vorgehen sowie mögliche zusätzliche Maßnahmen besprechen Sie am besten mit Ihrem behandelnden RIMKUS®-Arzt.

Mein Zyklus wird immer unregelmäßiger, und die Blutung bleibt immer wieder mal aus, aber manchmal kommt sie auch im Abstand von nur zwei Wochen. Was soll ich tun, und zu welchem Zeitpunkt soll ich da die Hormone bestimmen lassen? Ich bin 48 Jahre alt.

Wenn in der Lebensmitte der Zyklus unregelmäßig wird, ist das ein typisches Zeichen für den Beginn der Wechseljahre. Das Ausbleiben der Blutung oder auch eine gelegentliche unregelmäßige Blutung in kürzeren Abständen ist in den Wechseljahren völlig normal. Unregelmäßige Blutungen sind sozusagen das Leitsymptom dieses Lebensabschnitts (siehe Kapitel »Die Wechseljahre der Frau«, S. 63).

Durch das »Stottern« der Eisprünge – mal kommt einer, mal wieder nicht – fällt zunächst das Progesteron ab. Damit verliert die zweite Zyklushälfte ihr bestimmendes Regulationshormon mehr und mehr und wird immer unregelmäßiger.

Für die Behandlung in dieser Phase des hormonellen Übergangs wird es immer weniger wichtig, die Blutabnahme zur Hormonbestimmung zu einem bestimmten Zeitpunkt zu machen. Dieser wäre eigentlich eine Woche nach dem Eisprung. Wenn aber die Eisprünge ausbleiben, dann fällt auch dieser optimale Zeitpunkt zunehmend weg. Bei einem unregelmäßigen Zyklus kommt es also immer weniger auf einen bestimmten Zyklustag für eine Blutentnahme an.

Wenn die Unregelmäßigkeit des Zyklus stört oder wenn möglichst frühzeitig mit einer Hormontherapie begonnen werden soll, empfiehlt es sich, bereits zwischen 35 und 42 Jahren den Abfall des Progesterons mit RIMKUS®-Kapseln zu behandeln. Das fehlende Progesteron wird dann ab dem 14. Zyklustag (bis zum 28. Zyklustag) ergänzt. So kann sehr elegant der Abfall des Progesterons kompensiert werden. Und wenn im Lauf der Jahre dann irgendwann zusätzlich das Östradiol abfällt, wird das in den laufenden

Kontrollen sofort bemerkt und kann ebenfalls umgehend ausgeglichen werden.

Ich bin 51 Jahre alt und habe meine Tage seit einem Jahr sehr unregelmäßig und nun seit drei Monaten gar nicht mehr. Ich fange nächste Woche mit den RIMKUS®-Kapseln an. Soll ich sie durchgängig nehmen oder zwischendurch eine Einnahmepause machen?

Um für die individuellen Gegebenheiten jeweils die optimale individuelle Hormontherapie zu schneidern, haben wir unterschiedliche Einnahmeschemata entwickelt.

Wenn Sie 51 Jahre alt sind, dann ist das genau das Alter, in dem in Deutschland bei den meisten Frauen die Menopause beginnt, also die Blutungen aufhören. Sie liegen also absolut im Durchschnitt.

Das bedeutet hormonell, dass Ihre Progesteronbildung wohl schon viele Jahre beendet ist, weil diese bereits mit dem Ausbleiben der Eisprünge versiegt (meist zwischen dem 35. und 42. Lebensjahr). Und jetzt mit 51 Jahren findet auch keine Menstruation mehr statt. Das deutet auf ein Versiegen Ihrer Östrogenproduktion hin – und damit das Ende der Menstruation.

Nachdem Ihre letzte Blutung noch nicht lange zurückliegt, können wir uns noch nicht ganz auf die Ruhe an der Hormonfront verlassen. Bei Gabe von Hormonen könnte Ihre eigene Hormonaktivität vorübergehend wieder erwachen. Wir sollten also testen, inwieweit Ihre Fähigkeit zur Hormonbildung zu einem echten Ende gekommen ist oder ob sie sich noch reaktivieren lässt und wie Ihre Gebärmutterschleimhaut auf die Hormongabe reagiert.

Deshalb geben wir um die Menopause herum (perimenopausal) die Empfehlung, Hormone noch nicht durchgehend einzunehmen, sondern anfangs alle drei Wochen eine einwöchige Pause zu machen. Durch die Einnahme der Hormone wird die Schleimhaut drei Wochen stimuliert. In der einwöchigen Pause fallen die Hormone wieder ab, und es zeigt sich, ob die Schleimhaut in der Gebärmutter so hoch war, dass sie jetzt abblutet, oder ob sie sich nur schwach aufgebaut hat und deshalb noch nicht blutet. Die Pause ist also gewissermaßen der Test, ob noch eine Blutung kommt oder nicht.

(Mit »Blutung« ist immer eine hellrote Blutung gemeint, bräunliche Zwischen- oder Schmierblutungen zählen nicht, dabei also keine Pause machen.)

Wenn sich in diesen drei Monaten keine Blutung mehr zeigt, dann können wir davon ausgehen, dass die Schleimhautneubildung weitgehend zum Erliegen gekommen ist. Das heißt praktisch, dass zukünftig die eine Woche Pause nicht mehr gemacht werden muss, also die Hormone durchgehend eingenommen werden können.

In den meisten Fällen lässt die Blutung aber allmählich nach, sie wird schwächer und kürzer. Deshalb kann die Einnahmepause an die Dauer der Blutung angepasst werden: Wenn Sie vier Tage bluten, dann machen Sie vier Tage Einnahmepause, wenn Sie zwei Tage bluten, dann nur noch zwei Tage. Der Merksatz lautet: ROT = STOPP (also hellrote Blutung = Einnahmestopp).

So wird die Pause allmählich immer kürzer, bis Sie die Hormonkapseln ganz ohne Pause durchgehend einnehmen können.

Wenn es also nach drei Monaten immer noch zu Blutungen kommt, dann ist noch keine Ruhe an der Hormonfront eingekehrt, und es ist zunächst weiterhin erforderlich, eine Pause zu machen. Ergänzend sollte abgeklärt werden, ob möglicherweise eine gesundheitliche Störung vorliegt, die für die Blutung verantwortlich ist, z. B. ein Myom.

Ich habe seit einem Jahr keine Menstruation mehr und beginne jetzt mit den RIMKUS®-Kapseln. Muss ich eine Einnahmepause machen?

Wenn Sie schon länger keine Blutung mehr haben, befinden Sie sich in der Postmenopause, also in der Lebensphase nach den Wechseljahren. Hormonell sind Sie zur Ruhe gekommen, weil Ihre Hormondrüsen altersbedingt ihren Dienst eingestellt haben und auch durch entsprechende Stimulation nicht mehr zu aktivieren sind. Es herrscht also ein Hormonmangelzustand, an den sich Ihr Körper immer weiter angepasst hat, indem alle Funktionen, die von den Hormonen gesteuert werden, und alle Funktionen, die Hormone benötigen, allmählich heruntergefahren wurden.

Die Behandlung ist nun besonders einfach: Wir füllen Schritt um Schritt Ihren Hormonmangel wieder auf.

Die erste (Start-)Dosis wird absichtlich niedriger angesetzt, damit die zugeführten Hormone möglichst keine unerwünschten Nebenwirkungen auslösen.

Die gemessenen Hormonspiegel werden direkt davon bestimmt, welche Hormondosis Sie einnehmen. Die Messung gibt also ganz exakt Ihren tatsächlichen Bedarf wieder:

Ist der Spiegel eines Hormons noch zu niedrig, muss dessen Dosierung erhöht werden; ist er zu hoch, muss niedriger dosiert werden.

Zur Sicherheit starten wir auch hier für drei Monate mit einer dreiwöchigen Einnahme, gefolgt von einer einwöchigen Einnahmepause, damit wir sichergehen können, dass es möglichst nicht mehr zu einer Blutung kommt.

Falls dennoch einmal für einen oder zwei Tage eine hellrote Blutung kommen sollte, dann wird für die Dauer dieser Blutung pausiert (dunkelrote oder bräunliche Zwischenblutungen führen nicht zu einer Pause).

In der Regel gibt es aber nun keine Blutungen mehr – und bei der zweiten Verordnung werden die Hormonkapseln für die nächsten drei Monate ohne Pause durchgehend zweimal täglich (morgens und abends) eingenommen.

Diese Einnahme wird so fortgesetzt, die Dosierungen werden zunächst alle drei Monate und später alle sechs Monate überprüft.

An Kontrolltermin-Tagen muss die morgendliche Hormonkapsel immer zwei Stunden vor Blutabnahme eingenommen werden, damit wir vergleichbare Hormonspiegel erhalten.

Seit den Wechseljahren hat meine Lust ziemlich nachgelassen. Wie funktioniert »Viagra® für Frauen«, und wie wirkt es sich auf die weibliche Libido aus? Und was ist mit DHEA, das hat mir mein Gesundheitsberater empfohlen, bzw. anderen Medikamenten gegen sexuelle Unlust bei Frauen? Bietet die RIMKUS®-Methode eine natürliche Alternative?

Gleich vorweg: »Viagra® für Frauen« ist ein weitverbreitetes Missverständnis (siehe Kapitel »Lust und Liebe«, S. 68). Viagra® ist ein Medikament, das die Durchblutung im Penis verbessert. Zweck dieses Medikaments ist die Steigerung der Durchblutung – und nicht der Lust oder Erotik. Freilich sind diese normalerweise mit einer verbesserten Durchblutung verbunden, aber eine stärkere Durchblutung macht noch lange keine Lust.

Sinnlichkeit, Lust, Erotik und Libido sind hochkomplex und überaus individuell: Was die eine/den einen antörnt, findet die/der andere langweilig oder gar abstoßend. Was gefällt und nicht gefällt, kann sich auch wieder ändern. Zu einem befriedigenden Sexualleben gehören Vertrauen und die Sicherheit, dass die eigenen Grenzen respektiert werden; aber auch der Mut, sich auf den Partner einzulassen und Erfahrungen mit sich, mit seinem Körper und seinen Reaktionen zu machen.

Es geht um neurochemische Symphonien und Kaskaden von Botenstoffen, die teilweise einander entgegengesetzt wirken können. Und es geht um Empfindungen, Gerüche, um die Aktivierung von Gefühlen, um Erinnerungen und frühere Erlebnisse – und um die eigenen höchst individuellen Reaktionen in der Begegnung mit diesem einen speziellen Gegenüber.

Aus all den genannten Gründen funktioniert Viagra® für die Frau nicht, denn Libido/Erotik und Lust sind etwas ganz anderes als bloße Durchblutungsförderung.

Vyleesi® ist ein in den USA im Juli 2019 neu zugelassenes Medikament für die neu definierte Krankheit **HSDD** (*Hypoactive Sexual Desire Disorder,* dt. Krankheit des verminderten sexuellen Verlangens). Also eine neue »Unlust-Pille« für die Frau. Es ist vielleicht auch eine Eigenart des amerikanischen Medizinbetriebes, dass der wirtschaftliche Aspekt mindestens so wichtig ist wie das Patientenwohl. Insbesondere bei dieser Neuerung kann man sich durchaus fragen, ob es die Krankheit überhaupt gibt. Die weibliche Libido ist höchst komplex und funktioniert nicht so einfach nach dem Reiz-Reaktions-Prinzip.

Abgesehen davon, dass die zwei Zulassungsstudien nur wenig mehr Erfolg nachweisen konnten als ein Placebo (eine wirkstofffreie Arznei), sind auch grundsätzliche Zweifel am Wirkprinzip angebracht. Es handelt sich bei dem Wirkstoff Bremelanotid um ein Bräunungsmittel. Also Tabletten, die bewirken, dass die Haut brauner wird. Sogar der Hersteller räumt ein, dass das Wirkprinzip unbekannt ist. Wie kam es dann zur Entdeckung der libidosteigernden Wirkung? Beim Testen dieses Bräunungsmittels wurde dem Testarzt furchtbar schlecht, aber gleichzeitig stellte sich für sechs Stunden eine Erektion ein. Und das ist nun die neue Wunderpille für das sexuelle Verlangen der Frau? Wir sind davon nicht begeistert …

Mit dieser Tablette wird eine Frau ein Stück weit als »nicht normal« oder »krank« stigmatisiert, die im Moment vielleicht einfach keine Lust auf Sex hat. Vielleicht sollten wir uns eingestehen, dass es für einen Menschen völlig normal ist, nicht immer Lust zu haben: Ständige Höchstleistung ist eben auch gerade bei der Sexualität nicht normal … Zur Lust gehört auch das Lassen, also loslassen und geschehen lassen. Ständiges »Müssen« im Sinne von »Leisten«, »Performance bringen« erzeugt Stress und ist für Erotik, das Spüren und Zu-Lassen von Sinnlichkeit und letztlich die Hin-Gabe an eine »Empfängnis« kontraproduktiv. Das gilt natürlich auch für Männer.

DHEA (**Deh**ydro**e**pi**a**ndrosteron = Vorläufer des Testosterons) ist ein Nebenprodukt bei der körpereigenen Bildung der Steroidhormone auf dem Weg zum Testosteron und kann rezeptfrei gekauft werden. Manchmal gelingt es, damit den Testosteronspiegel etwas anzuheben mit dem Ziel, so auch die Libido zu stimulieren. Es ist aber wesentlich effektiver, fehlende Hormone gegebenenfalls direkt zuzuführen als über einen Nebensyntheseweg. Falls aber nach einem Jahr Therapie mit Progesteron und Östradiol noch immer keine Aktivierung der Libido stattgefunden hat, kann eine Unterstützung mit DHEA versucht werden.

Was können wir RIMKUS®-Ärzte also tun, was ist unser Ansatz? Wir überprüfen, ob die natürlichen Sexualhormone in ausreichender Menge vorhanden sind. Schließlich sind die Hormone eine sehr wesentliche Voraussetzung für eine funktionierende Sexualität. Falls Hormone nachweislich in zu geringer Menge vorhanden sind, dann werden sie wieder aufgefüllt. Wenn der Frauenarzt eine Erkrankung der weiblichen Organe ausschließt, sind damit dann die wesentlichen körperlichen Voraussetzungen für eine gesunde Libido erfüllt. Und wenn dann auch noch die Psyche in Ordnung ist und die Frau ihren Mann attraktiv findet (und umgekehrt!), sollte damit dem Gelingen einer glücklichen Sexualität nichts mehr im Weg stehen.

Ich bin 60 Jahre alt und habe, seit ich mit der RIMKUS®-Therapie begonnen habe, wieder ständig Blutungen. Eigentlich geht es mir sonst sehr gut, aber die Blutungen stören. Außerdem habe ich Sorge, dass noch etwas anderes dahinterstecken könnte. Was soll ich tun?

Zunächst rate ich Ihnen, die eigenen Ängste nicht abzutun, deshalb würde ich vorsichtshalber eine gynäkologische Abklärung empfehlen. Wenn sich keine krankhaften oder sonst verdächtigen Befunde erkennen lassen, ist die wichtigste Erkenntnis schon einmal gewonnen: Sie wissen, dass nichts Krankhaftes vorliegt.

Als Nächstes würde ich die Hormonspiegel im Blut testen, um zu erkennen, wie hoch diese aktuell sind, und um zu entscheiden, wohin die Reise mit Ihrer Hormontherapie gehen wird: Brauchen Sie mehr oder weniger und von welchem Hormon?

Bei der RIMKUS®-Methode sind Hormon-Ziel-Korridore definiert, also gewissermaßen ein »grüner Referenzbereich«, in dem sich 85 Prozent der Frauen wohlfühlen. Sie befinden sich damit dann im (niedrigen) physiologischen Zielbereich. Das merken Sie daran, dass es Ihnen bereits nach ein bis zwei Tagen deutlich schlechter geht, wenn Sie keine Kapseln einnehmen und die Hormonspiegel abfallen.

Blutungen haben als Ursache meist einen im Verhältnis zum Östradiol zu niedrigen Progesteronspiegel. Deshalb wird in der Regel dann das Progesteron erhöht, sofern die aktuellen gemessenen Bluthormonspiegel das zulassen.

Ansonsten kann auch eine Hormoneinnahmepause von einer Woche (Zeit für eine Blutung) oder für einen ganzen Monat (Zeitraum eines ganzen Zyklus) gemacht werden, damit eine eventuelle hormonelle Fehlregulation sich wieder von Grund auf neu einjustieren kann. Das machen RIMKUS®-Therapeuten vor allem dann, wenn noch andere Maßnahmen parallel durchgeführt wurden, wie z. B. eine homöopathische, pflanzliche Behandlung oder eine Akupunktur- oder Bioresonanztherapie. Dabei kann es zu einer Überregulation kommen, und die innere Steuerzentrale gerät aus dem Tritt und weiß nicht mehr, was zu tun ist. Die Einnahmepause wäre dann wie der Neustart eines Computers, der sich »aufgehängt« hat und danach wieder tadellos funktioniert.

Fast immer wenn die Dosis erhöht wird, habe ich ein Spannen in der Brust und auch zunehmend wieder Blutungen. Können wir nicht die alte Dosis beibehalten? Damit ist es mir gut gegangen.

Es ist nicht sinnvoll, immer die gleiche Dosis einzunehmen, auch wenn Wohlbefinden besteht. Subjektiv kann man bzw. frau sich da sehr täuschen, deshalb ist eine regelmäßige Überprüfung der Hormonspiegel wirklich erforderlich. Wenn aber subjektiv und objektiv die Spiegel passen, kann die Dosis natürlich beibehalten werden. Oft ist insbesondere zu Beginn einer Therapie ein sehr großes Hormondefizit vorhanden, das erst einmal aufgefüllt werden muss. Wenn die Therapie dann voranschreitet, springt oft auch der Hormonverbrauch wieder an, wodurch u. a. die Haut wieder schöner oder die Brust voller werden kann. Es ist eine Befreiung des Körpers aus der bisherigen erzwungenen Hormonmangelwirtschaft. Sie ist z. B. daran zu erkennen, dass die Hormonspiegel **nicht** ansteigen (oder sogar abfallen), obwohl die Dosis erhöht wurde. Dabei handelt es sich aber eben nicht um einen Fehler oder gar eine Krankheit, sondern um eine ganz normale Phase der Anpassung an die Hormongabe durch ein allmähliches Wiederanspringen des Verbrauchs.

Der RIMKUS®-Therapeut sollte natürlich dieses Phänomen kennen und entsprechend mit einer Dosiserhöhung reagieren.

Wenn im Lauf der Behandlung irgendwann das ursprüngliche Defizit aufgefüllt ist, steigen die Spiegel an. Dann wird die Dosis wieder leicht vermindert, weil in der Regel auf diesem Niveau eine (etwas geringere) Erhaltungsdosis genügt.

Ein Nichtbeachten dieser Grundsätze kann wegen ausbleibender oder überschießender Reaktion auf die Hormongabe »selbst gemachte« (bzw. vom Arzt gemachte = iatrogene) Nebenwirkungen erzeugen, die aber mit den verwendeten Hormonen eigentlich nichts zu tun haben. Es handelt sich vielmehr um die Folgen einer unsachgemäßen Anwendung der Methode. Auch aus diesem Grund empfehlen wir, eine Behandlung mit natürlichen humanidentischen Hormonen nur bei zertifizierten Ärzten zu machen (eine Liste finden Sie unter: www.hormon-netzwerk.de/therapeutenliste).

Meine Frauenärztin sagt, die Schleimhaut in meiner Gebärmutter sei viel zu dick. Und deshalb müsse sie sofort eine Ausschabung machen (Kürettage), weil das Krebs sein könne und von den Hormonen komme. Stimmt das?

Unter einer Schleimhautwucherung (Endometriumhyperplasie) versteht man eine krankhaft vermehrte Bildung von Endometrium – also der Schleimhaut, welche die Gebärmutter innen auskleidet und regelmäßig einmal monatlich im Rahmen der Regelblutung abgestoßen wird.

Je nach Alter und hormonellem Zustand der Frau gibt es unterschiedliche Definitionen, welche Dicke für diese Schleimhaut als noch normal angesehen wird. Solange regelmäßig Schleimhaut aufgebaut und abgeblutet wird (also vor den Wechseljahren), wird eine Dicke bis zu zehn Millimeter (1 cm) als noch normal angesehen. Ab dem Wechsel wird immer weniger Schleimhaut aufgebaut, und deshalb wird keine oder fast keine messbare Schleimhaut mehr erwartet. Die Schleimhaut ist dann meist nur noch um einen Millimeter dick und (fast) nicht mehr nachweisbar.

Unter der Behandlung mit human-identischen Hormonen nach RIMKUS® füllen wir den Hormonmangel wieder auf, und dadurch wird in sehr vielen Fällen auch wieder neue Schleimhaut gebildet. Wenn nun **nach den Wechseljahren** (also bei einer postmenopausalen Frau) eine frauenärztliche Untersuchung des Endometriums durchgeführt wird, sind viele Ärzte überrascht, wenn noch eine Schleimhaut nachgewiesen wird. Sie stellen die Diagnose »Endometriumhyperplasie« und ziehen daraus den Schluss, dass ein krankhafter Prozess vorliegt – der auch behandelt werden muss, in der Regel mit einer Ausschabung (Kürettage). Das ist aber bei hormonbehandelten Patientinnen – auch in der Postmenopause – in der Regel nicht nötig, weil gar kein krankhafter Prozess vorliegt. Vielmehr hat sich wegen der wiederhergestellten Hormonversorgung erneut eine funktionsfähige Schleimhaut gebildet.

Weil aber auch hier eine Erkrankung nicht hundertprozentig ausgeschlossen werden kann, sollte zur Sicherheit eine Ultraschalluntersuchung gemacht werden. Dazu wird am besten vor dem Untersuchungstermin z. B. für eine Woche mit der Hormoneinnahme pausiert, damit sich gegebenenfalls eine hohe Schleimhaut abbauen kann.

Meine Ärztin und mein Heilpraktiker haben mir beide gesagt, dass ich eine gefährliche »Östrogendominanz« hätte. Meine Ärztin hat eine Anti-Östrogen-Therapie vorgeschlagen. Was soll ich tun?

Gleich vorweg: Eine »Östrogendominanz« gibt es nicht, obwohl das häufig behauptet wird. Dominanz heißt: Etwas ist höher/größer/stärker als etwas anderes. In Ihrem Fall hieße das, dass Ihr Östrogenspiegel angeblich höher sein soll als Ihr Progesteronspiegel. Ob das stimmen kann?

Leider schauen viele Ärzte nicht genau genug hin, wenn es um die Maßeinheiten geht. Wenn man nur den Zahlenwert betrachtet, scheint auf den ersten Blick Östrogen tatsächlich höher zu sein als Progesteron. Östrogen schwankt während des Zyklus zwischen 5 und 250 (im Ausnahmefall auch mal 500), Progesteron zwischen 10 und 30 (kann auch höher sein). **Aber:** Progesteron wird in **ng/ml** und Östradiol in **pg/ml** gemessen. Das sind zwei verschiedene Maßeinheiten. 1000 Pikogramm (pg) sind 1 Nanogramm (ng), **ein Tausendstel** Nanogramm ist also ein Pikogramm. Um die **Zahlenwerte** in derselben Einheit **vergleichen** zu können, muss der Progesteronwert mit 1000 multipliziert werden. Das ergibt einen zwischen 10 000 und 30 000 schwankenden Progesteronwert und einen zwischen 5 und 250 (500) schwankenden Östradiolwert. Damit ist das Östradiol viel **niedriger** als das Progesteron – und nicht etwa dominant. Möglicherweise auftretende Probleme können also nicht von einem angeblich zu hohen Östrogenspiegel resultieren, weil es diesen gar nicht gibt. Sondern ein **Progesteronmangel** kann vielfältige Beschwerden verursachen. Deshalb muss dann richtigerweise Progesteron zugeführt (und nicht etwa Östrogen reduziert/bekämpft) werden.

Und warum hält sich dann diese befremdliche und falsche Vorstellung von der angeblichen »Östrogendominanz«? Weil das wunderbar in eine komplett verdrehte Argumentation passt, und diese geht so: Wenn das Östrogen zu hoch ist und es so viele schlechte Wirkungen hat (wie von Wissenschaftlern an Synthetika beobachtet), dann ist Östrogen also das »böse« Hormon. Und »böse« Hormone müssen bekämpft werden. Folglich wirft man alle Östrogene in einen Topf (die synthetisch veränderten und die human-identischen unveränderten), und man ergreift therapeutische Maßnahmen **gegen** das angeblich »böse« Östrogen, indem man Anti-Östrogene gibt. Dabei ist das natürliche, physiologisch unveränderte Östrogen ein existenziell absolut notwendiges und

»gutes« Hormon. Ohne Östrogen gäbe es kein Leben, keine Schwangerschaft, keine Fortpflanzung.

Die praktische Lösung ist eigentlich ganz einfach: Man misst die Spiegel der jeweiligen Hormone und überprüft, ob diese Hormone im jeweiligen Referenzbereich liegen (siehe Tabelle auf S. 38). Wenn das nicht der Fall ist, besteht entweder ein Hormonmangel, dann sollte das Hormon zugeführt werden, das fehlt. Oder es besteht ein Hormonüberfluss, dann sollte weniger von diesem Hormon gegeben werden.

Das gilt sowohl für Progesteron als auch für Östradiol. Damit wird jegliche potenzielle »Dominanz« eines Hormons vermieden, und alle Hormonmangelzustände werden systematisch ausgeglichen.

Ich habe von meiner RIMKUS®-Ärztin von einem »Test auf Östrogen-Metaboliten« gehört, mit dem die Krebsgefahr gemessen werden kann. Weil ich vor zehn Jahren Brustkrebs hatte, habe ich den Test machen lassen, und jetzt habe ich große Angst, weil der Test gezeigt hat, dass bei mir eine erhöhte Krebsneigung besteht. Mein Gynäkologe hat mir dringend geraten, die Hormontherapie nach RIMKUS® sofort zu beenden. Das möchte ich aber nicht, weil es mir mit den RIMKUS®-Hormonen zum ersten Mal seit der Krebsoperation wieder richtig gut geht. Mein Gefühl sagt mir, dass ich mit der RIMKUS®-Therapie nicht aufhören soll, aber der Test sei eindeutig negativ, sagt mein Arzt – und er könne für nichts garantieren, wenn ich mit den RIMKUS®-Hormonen weitermache. Was soll ich tun?

Der genannte Test erfasst die Abbauprodukte von Östrogenen im Urin. Davon seien einige besonders gefährlich, und man könne angeblich aus dem Verhältnis von bösen gefährlichen zu guten ungefährlichen Abbauprodukten die Krebsgefahr ablesen, so die Befürworter dieses Tests.

Diese Argumentation ist befremdlich: als ob unser Körper über die Jahrmillionen Jahre nicht gelernt hätte, Abbau und Ausscheidung von Hormonen so zu regulieren, dass wir keinen Schaden erleiden. Vielmehr trifft genau das Gegenteil der obigen Behauptung zu. Die Art und Weise des Hormonabbaus ist bis ins feinste Detail genau geregelt. Und zwar so, dass potenziell schädliche Abbauprodukte so ausgeschieden werden, dass sie uns eben **nicht** schaden können.

Aus dem Vorhandensein potenziell schädlicher Abbaustoffe (Metaboliten) auf die Schädlichkeit der Ausgangssubstanzen zu schließen ist in etwa so, als wenn man aus giftigen Ausscheidungsprodukten in Stuhl und Urin schließen wollte, dass die vorher genossenen Lebensmittel schädlich/ungenießbar gewesen wären. Die Ausscheidungswege des Körpers sind genau dafür da, potenziell gefährliche Stoffe so auszuschleusen, dass diese den Körper nicht schädigen können.

Angst ist kein guter Ratgeber: Kann Ihr Arzt denn »garantieren«, dass Sie durch Weglassen der RIMKUS®-Hormone und das Befolgen seines Therapievorschlags keinen Krebs bekommen werden?

Es gibt mittlerweile eine ganze Reihe von Studien, die zwischen natürlichen unveränderten Hormonen und synthetischen Hormonen unterscheiden. Darin wird regelmäßig nachgewiesen, dass die unveränderten (human-identischen) Hormone die **Krebsgefahr tendenziell eher vermindern** – im Unterschied zu den synthetisch veränderten Hormonen, die die Krebsgefahr erhöhen.

Denken Sie in Ruhe über Ihre weitere Therapie nach. Ein angeblich ungünstiges Verhältnis von Östrogen-Metaboliten sollte Ihre Entscheidung aber nicht beeinflussen. Die Natur weiß sich zu behelfen und hat über Hunderttausende Jahre die Ausscheidung der Hormone optimiert, hieraus erwachsen keine Probleme. Ob Sie die Hormontherapie nach RIMKUS® fortsetzen oder nicht, ist Ihre ganz persönliche Entscheidung im Gespräch mit Ihren Ärzten.

Ich nehme nach einer Totaloperation (Eierstockkrebs im allerersten Stadium, keine Chemo) seit fünf Monaten RIMKUS®-Kapseln zum Aufbau des Hormonspiegels nach Beratung durch eine RIMKUS®-Ärztin. Auf Anraten meiner Gynäkologin habe ich nun EstrevaGel® (Utrogest®, Famenita®...) verwendet, damit geht es mir aber nicht gut: Mir ist übel, ich fühle mich benommen (wie unter Drogen), meine Haut erschlafft, ich kann mich nicht richtig konzentrieren etc. Meine Frauenärztin behauptet aber, dass in Estreva® genau dieselben bio-identischen Hormone drin sind wie in meinen RIMKUS®-Kapseln, und somit sei das auch bio-identisch. Auch im Netz kursiert diese Info. Ich bin total verunsichert. Ihre einfache Antwort »Ja« oder »Nein« würde mir sehr helfen.

Im ersten Moment vielleicht überraschend, aber: Ja, EstrevaGel® und die anderen genannten Präparate enthalten natürliche human-identische Hormone, nämlich 17-Beta-Östradiol-Hemi-Hydrat. Das lässt sich auch daran erkennen, dass bei Einnahme dieser Produkte die Hormonspiegel tatsächlich ansteigen, was bei synthetischen Hormonen bekanntlich nicht der Fall ist (dort sinken die Hormonspiegel sogar ab, weil die Eigenproduktion unterdrückt wird). Damit scheint nun alles klar zu sein.

Aber dennoch sind diese Hormongele/Hormonfertigpräparate nicht dasselbe wie die RIMKUS®-Kapseln. Warum nicht?

1. Es sind Gele/Cremes für eine transdermale Anwendung, die Hormone sollen durch die Haut hindurch im gesamten Körper verteilt werden. Das ist ein deutlich schlechteres Wirkprinzip als

bei Kapseln, die geschluckt werden, weil bei einem Gel oder einer Creme erst die Hautbarriere überwunden werden muss, bevor die Hormone im Körper wirken können. Es kommt zu wenig von den Hormonen an, und sie müssen laufend höher dosiert werden.

2. Es handelt sich bei diesen Gelen/Cremes um Fertigarzneien, also um Industrieprodukte, die nicht frisch in der Apotheke hergestellt werden. Den Unterschied können Sie sich leicht vorstellen. Denken Sie an Orangensaft aus dem Tetrapack im Vergleich zum frisch gepressten Saft, der besser schmeckt, mehr Antioxidantien und Vitamine enthält (aber auch teurer ist).

3. Hautgele und Cremes basieren auf einer Gel- bzw. Cremegrundlage, von der wir nicht so genau wissen, was da im Einzelnen genau drin ist. Bei Kapseln entfällt diese Grundlage.

4. Die Pharmaindustrie fügt zu den eigentlichen Wirkstoffen (hier: natürliches human-identisches Hormon) noch anderes hinzu (z. B. für das Abfüllen, Konfektionieren und für die allgemeine Maschinengängigkeit der Substanzen): Stabilisatoren, Weichmacher, Feuchthaltemittel, Emulgatoren, Geschmacksstoffe, Konservierungsmittel etc. Wir müssen also davon ausgehen, dass Fertigarzneien diverse Zusatzstoffe enthalten (können). Leider müssen nicht alle Zusatzstoffe lückenlos angegeben werden, Allergiker können das bestätigen.

5. Hormonpulver gibt es in unterschiedlichen Reinheits- und Feinheitsgraden (Mikronisierung): je feiner, desto teurer. Die Vermutung liegt nahe, dass in der Industrie häufig günstigere Hormonpulver mit geringerer Mikronisierung verwendet werden.

6. Hormonpulver muss in einer Lipidgrundlage (Fett) suspendiert (gelöst) werden, damit die Hormone die Zellwand überwinden und in die Zellen aufgenommen werden können. Diese Lösung ist handwerklich schwierig. Die Industrie macht das maschinell und unter Zugabe verschiedener Substanzen, welche die Lösung (Suspendierung) vermitteln/erleichtern. Unsere Apotheken hingegen

verwenden ausschließlich hochreines medizinisches Olivenöl der besten Qualität, gelegentlich auch Kakaobutter.

7. Von uns zertifizierte Apotheken verwenden Kapseln aus Gelatine oder aus Zellulose. Die Industrie nutzt auch andere Grundstoffe für die Herstellung von Kapseln.

Vielleicht können Sie nun besser nachvollziehen, warum die RIMKUS®-Kapseln sich immer mehr durchsetzen, ganz ohne jegliche Werbung und gegen die Ansicht vieler Ärzte. Und das, obwohl die Industrie diesen Markt inzwischen ebenfalls entdeckt hat und mit entsprechendem Werbeaufwand angeht.

Mein Arzt hat bei mir Brustkrebs festgestellt, und nun soll ich Tamoxifen bekommen. Er sagt, das seien SERM und die beste Therapie, die man machen könne. Was ist das, und wie würden Sie das bewerten?

SERM steht für Selektive Estrogen-Rezeptor-Modulatoren. Das sind neu entwickelte chemische Substanzen, die einen anderen Aufbau haben als Hormone und dennoch direkt auf die Östrogenrezeptoren wirken. SERM wirken als Anti-Östrogene (Anti-Hormontherapie). Sie machen sich die Tatsache zunutze, dass es unterschiedliche Östrogenrezeptoren gibt, die in unterschiedlichen Organen vorkommen. So wird versucht, selektiv bestimmte erwünschte Wirkungen zu erzielen und andere, unerwünschte Wirkungen möglichst zu vermeiden. Bei folgenden Medikamenten handelt es sich um SERM:

- Bazedoxifen®: Behandlung und Vorbeugung von Knochenschwund in den Wechseljahren
- Clomifen®: Anwendung bei Unfruchtbarkeit und Kinderwunsch
- Lasofoxifen®: Behandlung und Vorbeugung von Knochenschwund in den Wechseljahren

- Ormeloxifen®: Schwangerschaftsverhütung
- Ospemifen®: Behandlung von Scheidentrockenheit (Vaginalatrophie) und Schmerzen beim Sex (Dyspareunie)
- Raloxifen®: Behandlung und Vorbeugung von Knochenschwund in den Wechseljahren
- Tamoxifen®: Einsatz bei hormonabhängigem Brustkrebs (Mammakarzinom)
- Toremifen®: Brustkrebs nach den Wechseljahren.

Aus unserer Sicht sind die SERM aufgrund Ihrer Wirkungsweise eher **Mittel der letzten Wahl**, also nur dann einzusetzen, wenn andere Therapien nicht funktioniert haben.

Den Erfolgen bei der Behandlung von hormonrezeptorpositivem Brustkrebs stehen erhebliche Nebenwirkungen gegenüber. Deshalb sollte man bei dieser Form von Brustkrebs sehr genau über die therapeutischen Möglichkeiten sowie die Risiken der SERM sprechen. Durch die anti-östrogene Wirkung wird eine Vielzahl von Nebenwirkungen verursacht, die nur teilweise durch die selektive Wirkung begrenzt werden können. Deshalb wird sich niemand leichtfertig für eine SERM-Therapie entscheiden.

Die Gesellschaft für biologische Krebsabwehr in Heidelberg schreibt hierzu: *Grundsätzlich muss man sich bei einer starken Beeinträchtigung der Lebensqualität durch eine antihormonelle Therapie fragen, ob die Nebenwirkungen dann nicht die Wirkung übertreffen. Immerhin ist der Nutzen einer antihormonellen Therapie beschränkt auf Frauen mit hormonrezeptorpositivem Brustkrebs (Deutsche Krebsgesellschaft e.V.): So wird durch die 5-jährige Einnahme von Tamoxifen das Rückfallrisiko um 13,4 %, das Sterberisiko um 9 % gesenkt (Möbis V/In Kreienberg R et al.: Management des Mammakarzinoms. Springer 2002; Seite 228). Nicht zuletzt sollte man bei der individuell zu treffenden Entscheidungsfindung auch einen wichtigen Punkt nicht außer Acht lassen: In einer großen Stu-*

die senkte moderater Ausdauersport, d.h. wöchentlich drei bis fünf Stunden Laufen oder gleichwertige Übungen, das Risiko, an Brustkrebs zu sterben, um 50% (Holmes/JAMA 2005 und Ballard-Banash R/J Natl Cancer Inst 2012). Es gibt derzeitig in der Medizin keine Therapie, die einen solchen Effekt annähernd erreichen könnte.

Die Kombination von SERM und RIMKUS®-Therapie ergibt keinen Sinn, weil die gegebenenfalls noch vorhandenen eigenen Hormone, die bio-identischen Hormone und die SERM um die gleichen Östrogenrezeptoren konkurrieren würden und niemand mehr sagen könnte, was dann genau passiert. Eine Entscheidung für eine SERM-Therapie ist damit gleichzeitig eine Entscheidung gegen die RIMKUS®-Therapie.

Mein Onkologe und der Arzt einer Krebsberatungsstelle raten mir dringend von einer RIMKUS®-Therapie ab, da bio-identische Hormone meine hormonbedingte Brustmetastase (östrogenbedingt, Triple-negativ) nur füttern würden. Stattdessen soll ich Östriol nehmen. Ich bräuchte Klarheit darüber, was ich wirklich brauche für die Therapie der aktuellen Metastase und was ich tun kann, um weitere zu vermeiden.

Wenn die Diagnose Krebs im Raum steht und das Gespräch auf Hormone kommt, dann wird das sehr schwierig, weil jeder Angst hat, auch der Arzt. Dafür haben wir natürlich vollstes Verständnis.

Leider wissen sowohl die allermeisten Onkologen als auch die Kollegen der Krebsberatungsstellen nur sehr wenig oder gar nichts über bio-identische Hormone. Vor allem haben sie meist das Grundprinzip nicht verstanden: **Bio-identische Hormone** sind **identisch** mit den natürlichen menschlichen Hormonen. In den üblichen Hormonpräparaten sind aber keine human-identischen Hormone enthalten. Deshalb werden diese in den meisten Pharma-Studien nicht untersucht. Die allermeisten »Experten« der

Schulmedizin gehen also von den **synthetisch veränderten Hormonderivaten** aus, weil diese auf dem Markt üblich sind und in den Studien untersucht werden. Diese Hormon-Fälschungen haben bekanntlich eine Menge an Nebenwirkungen und Risiken, die die unveränderten Hormone in Originalstruktur nicht haben. Die Veränderung (synthetische Modifikation) der Hormone ist die entscheidende Ursache für die unerwünschten Wirkungen.

Auch der Vorschlag Ihres Onkologen, statt **Östradiol** besser **Östriol (Estriol)** zu verwenden, fußt auf diesem Missverständnis: Es gibt nur deswegen so gut wie keine negativen wissenschaftlichen Aussagen zu Östriol, weil das bisher noch niemand untersucht hat. Östriol wird nämlich im Körper einfach in Östradiol umgewandelt und hat von daher das gleiche Risiko wie Östradiol – oder eben kein Risiko, wenn man human-identisches Östradiol nehmen würde. (Wenn aber synthetisch verändertes Östriol verwendet wird, dann sind die Folgen genauso wie bei synthetischem Östradiol.)

Zu human-identischem Östradiol gibt es zwar (noch immer zu wenige) Studien, aber selbst diese wenigen Untersuchungen kennen die Kollegen oft nicht. So gibt es z. B. die französische Arbeitsgruppe E3N um Professor Clavel Chapelon und Professor Fournier, die zu diesem Thema schon seit über 20 Jahren forschen und das Fehlen bzw. den Rückgang von Risiken bei Einnahme human-identischer Hormone bestätigen. Zudem hat sich in der größten Studie überhaupt zu Hormonen (»Dänische Infarktstudie« von Professor Løkkegard an 700 000 Frauen) herausgestellt, dass Frauen, die erst später in den Wechsel kommen (also länger ihre unveränderten Hormone haben), seltener an Krebs erkranken (und seltener einen Herzinfarkt bekommen). Wären die natürlichen Hormone also wirklich »gefährliche Substanzen«, müsste der Effekt genau umgekehrt sein.

Wenn das natürliche Östradiol wirklich so »gefährlich« wäre, müssten Frauen in der Schwangerschaft reihenweise Krebs bekommen (und erst recht ihre Embryos), weil in der Schwangerschaft der Östrogenspiegel auf ein Vielfaches des Normalwerts ansteigt.

Fazit: Die unveränderten Originalhormone schützen, die synthetisch veränderten Hormon-Fälschungen sind hochriskant. Also überlegen Sie in Ruhe und treffen Sie dann Ihre eigene Entscheidung. Ihr RIMKUS®-Arzt wird Sie sicher gern dabei begleiten.

(Nicht nur für) Männer

Was ist eigentlich mit »Potenz« gemeint, und womit hängt Potenz zusammen? Was sind Potenzstörungen (erektile Dysfunktion), und was kann man dagegen tun?

Wörtlich beschreibt Potenz (lat. *potentia* »Macht«, »Kraft«) die Fähigkeit, etwas bewirken zu können. In unserem Zusammenhang ist damit die Fähigkeit gemeint, Kinder zeugen zu können. Das bedeutendste Hormon hierfür ist das Testosteron, das die Erektionsfähigkeit des Penis steuert (siehe Kapitel »Testosteron und DHT«, S. 48). Wenn also nicht ausreichend Testosteron vorhanden ist, kann das zu Potenzstörungen führen.

Da im Lauf des Lebens die Hormonspiegel sinken, stellen viele Männer um die fünfzig ein Nachlassen der Erektionsfähigkeit fest. Urologen verschreiben dann häufig Testosteron.

Dabei wird oftmals versäumt, die hormonelle Situation umfassender zu analysieren: Weil Männer auch Östradiol und Progesteron haben, müssen diese Hormone ebenfalls bestimmt und bei Mangel gegebenenfalls zugeführt werden. Wenn man sich nur auf die einseitige Zufuhr von Testosteron beschränkt, kann es zu erheblichen Enttäuschungen und Nebenwirkungen kommen wie z. B. Akne, Stimmungsänderungen und Veränderungen an der Prostata (Prostatahypertrophie) bis hin zu Prostatakrebs.

Es gibt aber auch Beobachtungen, die einen kontinuierlichen Abfall des Testosteronspiegels mit dem Alter nicht bestätigen. Immer wieder findet man auch bei Männern im hohen Alter noch ausreichende Testosteronwerte.

Meine Spannkraft lässt spürbar nach, ich (52 Jahre) habe weniger Energie und Vitalität. Das kannte ich bisher nicht, ich war immer sehr erfolgreich, aktiv und gut drauf. Werde ich jetzt depressiv?

Nachdem eine gute Versorgung mit Sexualhormonen für beide Geschlechter eine energetisierende und stabilisierende Wirkung auch auf Lebensfreude, Tatendrang und die Psyche hat, kann ein Hormonverlust zu Energie- und Vitalitätsverlust führen und sogar eine Depression verursachen – auch bei Männern.

Deshalb macht es in Ihrer Situation durchaus Sinn, die Hormonspiegel zu überprüfen und auch noch weitere Untersuchungen durchzuführen. Gelegentlich können sich hinter unspezifischen Symptomen wie Müdigkeit oder Abgeschlagenheit auch ernste Erkrankungen verstecken. Wenn krankhafte Ursachen aber von einem Arzt ausgeschlossen wurden, kann mit der Gabe von bio-identischen Hormonen oftmals eine fast schon »wunderbare« Wiederherstellung erreicht werden.

Ich (63 Jahre) spüre in letzter Zeit meine Prostata so komisch und muss nachts häufiger Wasser lassen. Ist das die Prostata, und kann man da was mit Hormonen oder naturheilkundlich machen?

Die von Ihnen geschilderten Beschwerden weisen in Richtung Prostatavergrößerung, was Sie ja auch schon vermutet hatten. Hierfür ist der Urologe der richtige Ansprechpartner. Sie sollten also einen Termin vereinbaren. Nach Erhebung der Krankengeschichte (Anamnese) erfolgt dann in der Regel eine Untersuchung der Prostata (Untersuchung mit dem Finger vom Enddarm her), die »kleine Hafenrundfahrt« – im Unterschied zur »großen Hafenrundfahrt«, womit die Darmspiegelung gemeint ist. Gelegentlich erfolgt die Untersuchung auch mit einem Instrument. Wenn die Prostata vergrößert ist, dann kann sie wegen ihrer derben Kapsel nicht stärker nach außen wachsen, sondern sie »beult« sich gewissermaßen aus und wird höckerig – und das kann bei dieser Untersuchung getastet werden. Meist wird noch Blut abgenommen, um Entzündungen auszuschließen und den

PSA-Wert zu bestimmen (siehe Kapitel »Männer und Hormone«, S. 54).

Gerade für die Gesundheit der Prostata ist die Behandlung mit natürlichen human-identischen Hormonen die Therapie der ersten Wahl, sofern ein Hormonmangel vorliegt. Häufig entwickelt sich bei Männern ab 50 Jahren zunächst eine Entzündung der Prostata (Prostatitis), die allmählich in eine Prostatavergrößerung (Prostatahyperplasie) übergeht. Typische Anzeichen sind vermehrtes nächtliches Wasserlassen, oft kommt ein mehr oder weniger ausgeprägter Druck am Damm hinzu, und der Strahl beim Urinieren wird schwächer. Wenn dabei nicht die gesamte Blase entleert werden kann, spricht der Arzt von »Restharn«.

Wenn Männer älter werden, sinkt ihr Progesteronspiegel. Dabei ist Progesteron das Schutzhormon für die Prostata: Es wirkt antientzündlich und hemmt das Enzym 5-alpha-Reduktase, das Testosteron zu DHT umwandelt. DHT ist hauptverantwortlich für eine Prostatavergrößerung. Je mehr Progesteron vorhanden ist, desto besser wird die Prostata geschützt. Der erste Schritt muss deshalb immer der Ausgleich eines Progesteronmangels sein.

In der Praxis haben wir des Weiteren sehr gute Erfahrungen mit neuraltherapeutischen Infiltrationen in die Lendenwirbelsäule, am Schambein und gelegentlich auch direkt an die Prostata gemacht, in Kombination mit der neuraltherapeutischen Grundbehandlung des vegetativen Nervensystems (siehe Kapitel »Neuraltherapie«, S. 77).

Weitere naturheilkundliche Maßnahmen, die sich bei einer Entzündung der Prostata (Prostatitis) positiv auswirken, sind:

- **Vitamin D3:** In der RIMKUS®-Therapie enthalten
- **Vitamin C:** Wir empfehlen 3 x 1 Gramm (nicht Milligramm!), z. B. als Infusion (Pascorbin®) oder gepuffert (Ester), z. B. Vitamin C 1000 (z. B. Pure encapsulations®)
- **Omega 3 FS:** Zum Beispiel als CefaOmega® 2 x 1 oder in Form

von Leinöl oder Ölsaaten, z. B. Hanfsamen (z. B. Rapunzel® oder Alnatura®) und Vermeidung von Transfettsäuren

- **Magnesium:** Bei Magnesiummangel (unausgewogenem Calcium-Magnesium-Verhältnis) z. B. als Magnesium Verla® 1 x 1–4 Tabletten oder als Magnesium Diasporal® 1 x 1 Beutel
- **Zink:** Beispielsweise als CefaZink® 10 2 x 1 Tablette oder als Zinkorotat-POS® 2 x 1 Tablette
- **Lycopin:** In Kürbiskernen (z. B. Alnatura® oder Rapunzel®), Tomaten
- **Sägepalmextrakt:** (hilft auch bei erektiler Dysfunktion), z. B. Prostagutt forte®, ProstaUrgenin Madaus® oder Palmetto plus® (Biotics Research Corporation über Thorne)
- **Brennnesselextrakt:** Zum Beispiel als Prostaforton uno® (Dr. Kade) 1 x 1 Tablette oder Urtica doica Ceres® 3 x 5 Tropfen
- **Kurkuma:** In Mizellenform zur besseren Bioverfügbarkeit, z. B. als Curcumin-Loges® 2 x 2 Tabletten oder in Acurmin® oder CurcumaXan®
- **Heilpilze:** Beispielsweise BioBran®
- **Indol-3-Carbinol I3C** (Kreuzblütler PEITC, Sulforaphan): Stoppt Zellwachstum und führt zu Metastasenrückbildung (auch bei Brust- und Darmkarzinom), wirkt sich positiv auf systemischen Lupus erythematodes (SLE) aus. Zum Beispiel in Crucera SGS® (Thorne) oder andere
- **Polyphenole:** In Weiß- und Rotwein, Zimt, Zistrose, Lärchenharz, Resveratrol etc., z. B. in PolyResveratrol SR® (Thorne).

Mein Arzt sagt, Männer bräuchten nur Testosteron und weder Progesteron, geschweige denn Östrogene. Ich solle diesen Quatsch mit der RIMKUS®-Therapie doch sein lassen, denn das sei schlecht für meine Männlichkeit. Muss ich (56 Jahre) mir jetzt Sorgen um meine Potenz machen?

Dieses Vorurteil hört man leider häufig von Ärzten. Aber die Natur wird sich schon etwas dabei gedacht haben, als sie Mann und Frau mit den gleichen Hormonen ausstattete. Der entscheidende Unterschied liegt in der Konzentration: Männer haben zehnmal höhere Testosteronspiegel als Frauen, und Frauen haben drei- bis viermal höhere Östrogen- und Progesteronspiegel als Männer, was ein wesentlicher Grund für die Unterschiede zwischen Mann und Frau ist.

Wenn gesunkene Hormonspiegel wieder auf physiologische (natürliche) Werte aufgefüllt werden, dann kann der Körper auch seine Funktionen wieder bestens ausüben. Das Risiko zu erkranken, sinkt mit guten Hormonspiegeln. So ähnlich wie ein Auto, dessen Motor mit regelmäßiger Wartung und dem richtigen Ölstand Zigtausende Kilometer problemlos fährt.

Potenzschwäche ist in der Regel ein Zeichen von Hormonmangel und weist zudem oft als Frühsignal auch noch auf andere Erkrankungen (z. B. des Herz-Kreislauf-Systems) hin. Deshalb sollte bei diesem Symptom eine urologische Untersuchung durchgeführt werden, um mögliche Erkrankungen auszuschließen.

Fazit: Männer haben die gleichen Hormone wie Frauen, weil alle für die Entwicklung, die Gesundheit generell, aber auch für die Fortpflanzungsfähigkeit und die Potenz unbedingt nötig sind. Ein Hormonmangel bringt nicht nur die Potenz in Gefahr, sondern gefährdet die gesamte Gesundheit. Wenn andere Ursachen ausgeschlossen wurden, ist das Auffüllen eines nachgewiesenen Mangels die optimale Therapie: Es verbessert die Potenz – und hat günstige Folgen auch an anderen Organen sowie auf Stoffwechsel, Immunsystem und Psyche.

ANHANG

Erfahrungsbericht einer Patientin

Als ich überlegte, mit der RIMKUS®-Methode zu beginnen, war ich auf der Suche nach allen Infos, die ich finden konnte. Leider fehlte es – zumindest bis dahin – an wissenschaftlich fundierten Studien zum Thema »human-identische Hormone«, wobei ich Studien generell weniger vertraue als Erfahrungsberichten von Patienten. Doch meine Hoffnung, solche zu finden, erfüllte sich nicht. Meiner Meinung nach könnten diese aber eine echte Entscheidungshilfe sein. Daher an dieser Stelle für andere Interessierte mein »Königinnenweg«:

Mit 49 Jahren bemerkte ich immer öfter, wie erschöpft ich nach alltäglichen Erledigungen war. Hin und wieder plagten mich Übelkeit und Schwindel. Dazu kamen Konzentrations- und Gedächtnisprobleme. Teilweise war ich wie in Trance, als liefe ein Film vor mir ab. Kleinigkeiten überforderten mich, meine Geduld ließ immer mehr nach. Nichts ging mir mehr mühelos von der Hand, ich fühlte mich grundlos gestresst und unter Druck. Ich kam innerlich nicht mehr zur Ruhe, litt gelegentlich unter Herzrasen. Nichtigkeiten zogen mich regelrecht »runter«, und ich entwickelte völlig unbegründete Zukunftsängste. Ich wurde generell ängstlicher, traute mir weniger zu. Statt einfach zu handeln, kreiste ich in Gedanken immer wieder um – harmlose – Alltagssituationen, selbst banale Entscheidungen fielen mir immer schwerer. Immer mehr zog ich mich zurück, fühlte mich unter Menschen zunehmend unwohler, Unsicherheiten verstärkten sich. Mein Schlaf war nach wie vor gut, obwohl ich mittlerweile jede Nacht einmal auf die Toilette musste. Aber danach konnte ich wieder einschlafen, hatte jedoch hin und wieder unangenehme »bewusste« Traumphasen.

Doch auch gewisse körperliche Defizite ließen sich nicht mehr verleugnen: Schon seit meinem 35. Lebensjahr hatte ich regelmäßige Rosacea-Schübe und aufgrund einer Zyste Brustschmerzen vor der Regelblutung. Nun fanden sich darüber hinaus in meiner Bürste mehr Haare als früher; erste leichte Nackenverspannungen meldeten sich, die sich zwar mithilfe von Physiotherapie schnell beheben ließen, aber immer wiederkehrten; Knie und Schulter gaben immer mal wieder »Laut«.

Schon einige Jahre zuvor hatte ich begonnen, mich mit dem Thema Wechseljahre zu befassen: Was genau passiert da und welche Folgen hat es? Ich wollte mich wappnen für mögliche Beschwerden, zumal ich in meinem Umfeld immer häufiger auf Frauen meines Alters traf, die von Depressionen und zunehmenden körperlichen Problemen berichteten. Viele von ihnen beschrieben – auch Jahre nach Eintreten der Menopause – zahlreiche typischerweise den Wechseljahren zugeordnete Beschwerden. Der Weg des »Es-einfach-Durchstehens«, den ich mir eigentlich vorgenommen hatte, schien immer utopischer, und ich begann mich zu fragen, ob und, wenn ja, welche Möglichkeiten es wohl gebe, diese Altersbeschwerden zu stoppen und dem Abbauprozess entgegenzuwirken. Ich begann mit diversen Recherchen im Internet: angefangen von Dr. Lee's Progesteroncreme bis hin zu dem

Buch *Weisheit der Wechseljahre* von Dr. Christiane Northrup. Schließlich reifte in mir der Entschluss, es im Fall der Fälle mit bio-identischen Hormonen zu probieren.

Der Super-GAU begann mit meiner letzten Blutung im März 2017. Auf einmal hatte ich dauernd das Gefühl, nach alltäglichen Erledigungen Pausen einlegen zu müssen, und bemerkte Kurzatmigkeit nach Tätigkeiten, die ich früher als anspruchslos empfunden hatte, sogar nach Spaziergängen. Ich hatte das Gefühl, »nichts mehr zu schaffen«. Hitzewallungen und Schweißausbrüche im Abstand von einer halben bis einer Stunde kamen dazu. Was ich in jungen Jahren als »läppisch« abgetan hätte, wurde zur echten Belastungsprobe. Von wegen »Fünfzig ist das neue Dreißig«!

Aufgrund meiner Vorinformationen suchte ich im Internet nach dem aktuellen Wissensstand naturidentische Hormone betreffend, dabei kristallisierten sich zwei mögliche Therapieansätze für mich heraus:

- bio-identische Hormoncremes, die aufgrund von Speicheltests dosiert werden;
- RIMKUS®-Kapseln, die aufgrund von Bluttests dosiert werden.

Nach wochenlangen Recherchen fand ich schließlich den für mich entscheidenden Hinweis in der Einleitung zu dem Buch *Natürliche Hormone – die RIMKUS®-Methode* von Dr. Dr. Beck. Er hatte darin beschrieben, dass nur die im Blut gemessenen Hormonspiegel im Verhältnis zu den von seinen Patientinnen geschilderten Symptomen passten, und die Behandlungserfolge mit den Original-RIMKUS®-Kapseln sprachen für sich. Ich entschied mich also für einen Versuch mit dieser Therapie.

In den bisher 16 Monaten der Einnahme der RIMKUS®-Kapseln wurde ich nicht enttäuscht. Alles ist so eingetreten wie im Buch beschrieben. Meine weiter oben genannten Symptome waren nach der Einstellungsphase wie weggezaubert. Erst im Nachhinein wurde mir bewusst, wie stark meine Defizite bereits gewesen waren. Heute bin ich wieder mein früheres Selbst: energiegeladen, belastbar, selbstbewusst und ausgeglichen. Gedächtnis und Konzentration haben sich ebenso normalisiert wie Hautbild und Haare. Damit ist für mich tatsächlich der Slogan »Fünfzig ist das neue Dreißig« Wirklichkeit geworden!

Abschließend noch eine Bemerkung, die mir sehr am Herzen liegt: Die hormonelle Einstellung verlief bei mir etwas »holprig«, da leider viele Ärzte zwar die individuell dosierten RIMKUS®-Kapseln anwenden, aber nicht die von Dr. Rimkus erforschten Zielwerte anstreben. So war meine erste Frauenärztin nicht bereit, die Dosis entsprechend anzupassen, und wie ich inzwischen weiß, bin ich kein Einzelfall. Daher empfehle ich Interessierten, sich vor dem Erstbesuch bei einem RIMKUS®-Therapeuten über die Grundlagen der Methode zu informieren, um sicherzugehen, die richtige Behandlung zu bekommen.

(Name dem Verlag bekannt)
Dezember 2019

Zum Nachlesen und Vertiefen

Bücher und Veröffentlichungen
von Dr. Dr. med. Thomas Beck
Die Vielfalt der Hormone (erscheint demnächst)
Natürliche Hormone – Die Rimkus®-Methode, Südwest Verlag, 3. Auflage 2020
»Behandlung von Wechseljahresbeschwerden mit Hormonen und ihre Alternativen«, *Gyne* 1/2020
»Wechseljahresbeschwerden und Hormone«, *CoMed* 1/2020
»Hormontherapie in der Menopause und Brustkrebsrisiko – Kommentar zur aktuell im LANCET publizierten Metaanalyse«, *FKO Der Naturheilarzt* 12/2019
»Die RIMKUS®-Methode bei Wechseljahresbeschwerden« (Dr. Rosler, Dr. Kuran, Dr. Beck), *AKOM* 8/2018
»Vielseitig, unabkömmlich und sehr sensibel: unsere Hormone«, *CoMed* 6/2017
»Hormontherapie – Quo vadis?«, *Wirtschaftsmagazin für den Frauenarzt* 3/2017
https://vimeo.com/224191960, Video (zuletzt abgerufen am 4.3.2020)
Außerdem finden Sie über 3000 Fragen und Antworten zum Thema unter www.Beckdoc.de sowie unter www.Hormon-Netzwerk.de

von Dr. med. Volker Rimkus
Wechseljahre – Ein behandelbares Schicksal: Die »Methode Rimkus«: Eine natürliche Behandlung mit bioidentischen Hormonen, Verlagshaus Mainz GmbH, 3. Auflage 2019
Der Mann im Wechsel seiner Jahre, Arche Noah, 4. Auflage 2017
Gegen den Strom, aber immer bergauf, Mainz 2012

Weitere empfehlenswerte Bücher, Artikel und Videos:
Grasl-Kraupp, Bettina et al.: »Hormone und Krebs«, in: Hiddemann/Bartram (Hrsg.): *Die Onkologie,* Springer Verlag 2010
Holtorf, Kent: »The bioidentical hormone debate: Are bioidentical hormones (estradiol, estriol, and progesterone) safer or more efficacious than commonly used synthetic versions in hormone replacement therapy?«, *Postgraduate Medicine* 121(1): 2009, S. 73–85
ders.: Videos, z.B. https://youtu.be/zMNrjSSucdE (zuletzt abgerufen am 4.3.2020)
Lee, John R.: »Osteoporosis Reversal: The Role of Progesteron«, *International Clinical Nutrition Review* 10(3): 1990
Maris, Bartholomeus: *Frauenheilkunde und Geburtshilfe: Grundlagen und therapeutische Konzepte der Anthroposophischen Medizin,* Salumed-Verlag 2012

ders: *Ankommen. Schwangerschaft – Vorgeburtliche Diagnostik – Geburt,* Verein für anthroposophisches Heilwesen 2002
Pro Familia Bundesverband (Hrsg.): Broschüre »Natürlich Gebären«, 2017
Rosensweet, Daved: Videos, z.B. https://youtu.be/gL0Ixn18yD8 (zuletzt abgerufen am 4.3.2020)
Sinnecker, Gernot H. G.: *Sexualhormon-bindendes Globulin,* Thieme 1997
Somers, Suzanne: Videos, z.B. »Bio-identical Hormones and Synthetic Hormones«, https://youtu.be/NM5QErimb6w (zuletzt abgerufen am 4.3.2020)
Zylka-Menhorn, Vera: »Das onkogene Potenzial von Gestagenen wird unterschätzt«, *Deutsches Ärzteblatt* 105: 2008, S. 28–29

Nützliche Links

Das Hormon-Netzwerk
Hier finden Sie die aktuellsten Nachrichten und Informationen zum Thema natürliche human-identische Hormone nach RIMKUS® sowie Listen von Therapeuten und zertifizierten Apotheken in Ihrer Nähe:
www.hormon-netzwerk.de

NATUM
Die NATUM ist eine Arbeitsgemeinschaft ganzheitlich denkender und naturheilkundlich tätiger Ärzte und Wissenschaftler innerhalb des Dachverbandes der Gynäkologen in Deutschland. www.natum.de

DÄGFA
Die gemeinnützige Deutsche Ärztegesellschaft für Akupunktur e.V. (DÄGfA) mit ihren rund 8300 Mitgliedern steht für Kompetenz und Erfahrung in der Ausbildung von Ärzten in Akupunktur und Chinesischer Medizin.
www.daegfa.de

EISENZENTRUM
Das Eisenzentrum wurde von Dr. Beat Schaub ursprünglich in der Schweiz gegründet, nachdem er nachgewiesen hatte, dass Eisenmangel sehr viele Symptome hervorrufen kann, die oft anderen Ursachen zugeschrieben werden, wie Erschöpfung, Depression, Blutarmut (Anämie) etc.
Wird ein Eisenmangel nachgewiesen, besteht die Behandlung in der Gabe von Eiseninfusionen, womit weitgehend gefahrlos und effektiv die Ursache behoben wird. www.eisen-zentrum.org

DISCOVERING HANDS
Discovering hands geht auf die Beobachtung zurück, dass Blinde oft ein erhöhtes Tastempfinden haben. In speziellen Schulungen werden blinde Frauen darin ausgebildet, Veränderungen der Brust zu ertasten.
www.discovering-hands.de/startseite/

Quellenangaben

Aktories, K. et al. (Hrsg.): *Allgemeine und spezielle Pharmakologie und Toxikologie*. Begründet von W. Forth, D. Henschler, W. Rummel. 9. Auflage. Elsevier, Urban und Fischer, München 2005

Asi, N. et al. (2016): »Progesterone vs synthetic progestins and the risk of breast cancer: a systematic review and meta-analysis«. *Systematic Reviews* 5(1): S. 121. DOI: 19.1186/s13643-016-0294-5 (abgerufen am 14.7.2019)

Banks, E. et al. (2004): »Published results on breast cancer and hormone replacement therapy in the Million Women Study are correct«. *Climacteric* 7(4): S. 415–417

Belanger, C. F. et al. (1978): »The nurses' health study«. *The American Journal of Nursing* 78(6): S. 1039–1040

Bennetts, H. W. & E. J. Underwood (1951): »The oestrogenic effects of subterranean clover (Trifolium subterraneum). Uterine maintenance in the ovariectomised ewe grazing on clover«. *The Australian Journal of Experimental Biology and Medical Science* 29(4): S. 249–253

Birkhäuser, M. (2006): »Klinische Bedeutung von gestagenen Partialwirkungen«. *Gynäkologische Endokrinologie* 4(1): S. 52–64. DOI: 10.1007/s10304-006-0139-8

Breuer, J. & H. Breuer (1973): »Halbwertszeit von [4-14C]Östradiol-17ß in vivo sowie Stoffwechsel von [4-14C]Östron und [4-14C]Östriol in vitro bei Lebergesunden und bei Patienten mit Lebercirrhose«. *Clinical Chemistry and Laboratory Medicine* 11(6): S. 263–269. DOI: 10.1515/cclm.1973.11.6.263 (abgerufen am 15.7.2019)

Collaborative Group on Hormonal Factors in Breast Cancer (2019): »Type and timing of menopausal hormone therapy and breast cancer risk: individual participant meta-analysis of the worldwide epidemiological evidence«. *Lancet* 394 (10204): S. 1159–1168. DOI: 10.1016/S0140-6736(19)31709-X

de Bruin, J. P.: (2004): »Age-related changes in the ultrastructure of the resting follicle pool in human ovaries«. *Biol Reprod* 70(2): S. 419–424. DOI: 10.1095/biolreprod.103.015784

Eichler, O. et al. (Hrsg.): *Handbuch der experimentellen Pharmakologie. Band XXII/1: »Die Gestagene«*. Reprint Springer, Berlin, Heidelberg, New York 2013

Falcone, T. & W. E. Hurd (Hrsg.): *Clinical Reproductive Medicine and Surgery – A practical Guide*. Springer International Publishing, Cham, Schweiz 2007. S. 22 ff.

Fournier, A. et al. (2005): »Breast Cancer risk in raltion to different types of hormon replacement therapy in the E3N EPIC cohort«. *Int J Cancer* 114(3): S. 448–454

Häggström, M. (2014): »Reference ranges for estradiol, progesterone, luteinizing hormone and follicle-stimulating hormone during the menstrual cycle«.

www.researchgate.net/publication/269610568_Reference_ranges_for_estradiol_progesterone_luteinizing_hormone_and_follicle-stimulating_hormone_during _the_menstrual_cycle (abgerufen am 27.7.2019)

Harvard Medical School et al.: »Nurses' Health Study«, www.nurseshealthstudy.org/about-nhs

Heiss, G. et al. (2008): »Health risks and benefits 3 years after stopping randomized treatment with estrogen and progestin«. *JAMA* 299(9): S. 1036–1045

Hennig, A. (Hrsg.): *Mineralstoffe, Vitamine, Ergotropika.* Deutscher Landwirschaftsverlag, Berlin 1972. S. 407 ff.

Hollersen, W.: »Die Gesetze der Anziehung zwischen Mann und Frau«. *Die Welt* vom 16.11.2014. www.welt.de/gesundheit/psychologie/article134396956/Die-Gesetze-der-Anziehung-zwischen-Mann-und-Frau.html (abgerufen am 4.8.2019)

Karle, I.: *Liebe in der Moderne.* Gütersloher Verlagshaus, Gütersloh 2014

Kuhl, H. (1996): »Comparative pharmacology of newer progestogens«. *Drugs* 51(2): S. 188–215

ders. (2001): »Pharmacology of progestins. Basic aspects – progesterone derivatives«. *Menopause Rev* 6: S. 9–16

Künzig, H. J. & K. H. Götz (1975): »Plasmakonzentration von Östron, Östradiol und Östriol in freier und gebundener Form bei der normalen und pathologischen Gravidität«. *Archiv für Gynäkologie* 219(1–4): S. 439–440. DOI: 10.1007/BF00669172 (abgerufen am 15.7.2019)

Løkkegard, E. et al. (2008): »Hormone Therapy and the Risk of Myocardial Infarction: a National Register Study«. *European Heart Journal* 29(21): S. 2660–2668

Meyer, S. et al. (1994): »Intracellular sex hormone-binding globulin (SHBG) in normal and neoplastic breast tissue – an additional marker for hormone dependency?« *Experimental and Clinical Endocrinology & Diabetes* 102(4): S. 334–340. DOI: 10.1055/s-0029-1211300

o.V. (2003): »Calcium und Vitamin D – Physiologische Funktionen und Bedarfmengen«. *DAZ* 36: S. 99. www.deutsche-apotheker-zeitung.de/daz-az/2003/daz-36-2003/uid-10578 (abgerufen am 6.7.2019)

Rabe, T. & T. Strowitzki (Hrsg.): *Lifestyle & Anti-Aging Medizin.* Rendezvous-Verlag, Baden-Baden 2002

Rhodes, G. & L. A. Zebrowitz (Hrsg.): *Facial attractiveness. Evolutionary, Cognitive, and Social Perspectives. Advances in Visual Cognition.* Bd. 1. Ablex Publishing, Westport 2002

Rosler, E. et al. (2018): »Die Rimkusmethode bei Wechseljahresbeschwerden und ganzheitliche Labordiagnostik«. *AKOM – Fachmagazin für Angewandte KOMplementärmedizin* Nr. 29–32

Rossouw, J. E. et al. (2002): »Risks and benefits of estrogen plus progestin in healthy postmenopausal women: principal results from the Women's Health Initiative randomized controlled trial«. *JAMA* 288(3): S. 321–333

Schemer, C. (2003): »Schlank und krank durch Medienschönheiten? Zur Wirkung attraktiver weiblicher Medienakteure auf das Körperbild von Frauen«. *Medien & Kommunikationswissenschaft* 51(3–4): S. 523–540

Shen L. et al. (2017): »Effects of early age at natural menopause on coronary heart disease and stroke in Chinese women«. *International Journal of Cardiology* 241: S. 6–11

Simons, S.: »Warum wir andere schön finden – oder eben nicht«. *Die Welt* vom 19.9.2018. www.welt.de/kmpkt/article181575186/Attraktivitaet-Warum-wir-andere-schoen-finden-oder-eben-nicht.html (abgerufen am 4.8.2019)

Smiljanic, M. (2002): »US-Forscher brechen WHI-Studie ab. Über die Zukunft der Hormonersatztherapie in Europa«. www.deutschlandfunk.de/us-forscher-brechen-whi-studie-ab.676.de.html?dram:article_id=19779 (abgerufen am 20.6.2019)

Thain, R. I. (1965): »Bovine Infertility possibly caused by subterranean clover: A preliminary report«. *Australian Veterinary Journal* 21(9): S. 277–281

University of Oxford: »The Million Women Study«. www.millionwomenstudy.org/introduction (abgerufen am 4.7.2019)

University Urologies Asscociated: »Testosterone-levels-by-age«. www.uuaurology.com/low-testosterone-symptoms-treatment-options/testosterone-levels-by-age (abgerufen am 5.8.2019)

Weidner, K. (2015): »Sinkender Hormonspiegel selten für Beschwerden in den Wechseljahren verantwortlich«. www.uniklinikum-dresden.de/de/presse/aktuelle-medien-informationen/27-marz-2015-sinkender-hormonspiegel-selten-fur-beschwerden-in-den-wechseljahren-verantwortlich (abgerufen am 4.7.2019)

Zeisler, H. et al. (2005): »Akupunktur zur Behandlung postmenopausaler Beschwerden: ein Erfahrungsbericht«. *Journal für Menopause* 12: S. 25–26